JN205652

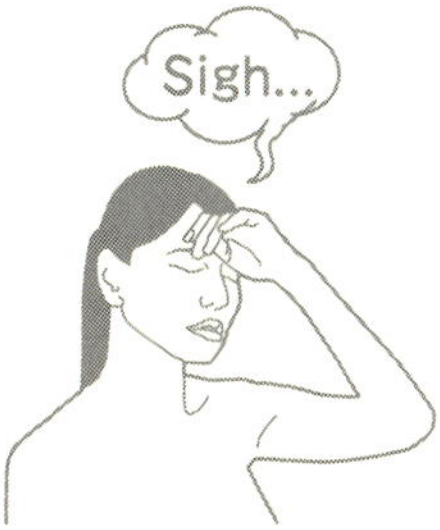

治せない医学はもう要らない！
日本の伝統医術で、
偏頭痛　ギックリ腰　捻挫
の改善はこんなに簡単！

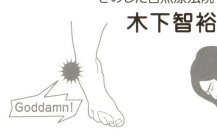

きのした自然療法院 院長
木下智裕

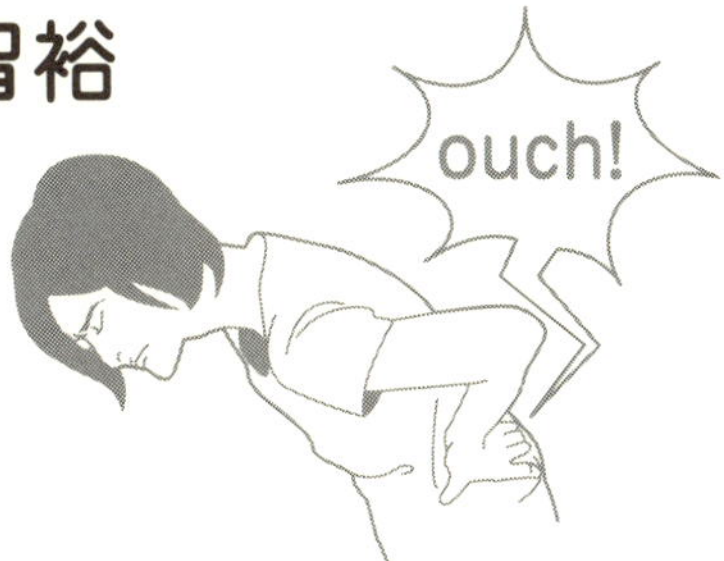

明窓出版

はじめに

２０１８年２月某日、平昌オリンピックをＴＶで見ていた私は、驚きと共に、憤りを覚えました。

日本中が注目した、男子フィギュアスケート。

66年ぶりとなるオリンピック２連覇を達成した羽生結弦選手が、大会終了後の記者会見で、

「昨年11月の練習中に負傷した右足首がまだ治っておらず、今もなお痛み止めの薬がないと、スケートができない状態」

という内容の発言をしたのです。

私は、耳を疑いました。

オリンピックで２大会連続で金メダルを獲得した、トップ中のトップのアスリートです。

そんな彼にはおそらく、その道専門のトップ中のトップのドクターが専属で

ついているはずです。

なのに、なぜ、4ヶ月経っても治せないでいるのでしょうか？

正式に発表された彼の診断結果は、「右足首外側側副靭帯損傷《がいそくそくふくじんたい》」。

難しく思えますが、要するに、右足首の〝捻挫〟です。

しかも、大会終了後の診断では、全治するまでさらに3ヶ月かかる、と治療期間が延びていました。

なぜ、たかが足首の捻挫の治癒に、7ヶ月もかかるのでしょうか？

彼を担当している医師たちは、迅速に治そうという気がないのではないか、としか思えません。


私は現在、東京の練馬という街で、小さな整体院を営んでおります。

7年前まで金融系サラリーマンとして働いていた私が、治療家として転身することになったのは、アスリート時代、多くの怪我に悩まされていたからです。

骨折20数ヶ所、脱臼10数回、靭帯の断裂3ヶ所、肉離れ・捻挫・突き指は数知れず……。

また、スポーツ選手の数万人に１人しか発症しないといわれる奇病「前頸骨《ぜんけいこつ》コンパートメント症候群（筋区画内圧上昇によって筋、血管、神経に障害が起こる病）」を発症したこともあります。

当時、一刻も早くフィールドに戻りたかった私は、怪我をする度に治してくれる病院や治療院を探し回りました。

しかし、残念ながら、治せない病院や治療院のなんと多かったことでしょう。

そんな現実に落胆しつつ、より良い治療院などを探しているうちに、気がつけば自分が怪我の治し方を体得しておりました。

事実、私の院に捻挫で来院された患者さんは、ほとんど1回の施術で改善しています。

これには、明確な理由があります。

軽い捻挫であろうと、重症の捻挫であろうと同じです。

何も特別なことをするわけではありません。

日本に古来から伝わる、伝統技術の療術を施すだけです。

アスリートの患者さんであれば、どんなに時間がかかったとしても、治療開始から1ヶ月後には回復し、競技に復帰しています。

これには、例外がありません。


いつの間にか、治せる伝統技術が歴史の中に埋もれてしまい、治せない医学が常識となってしまっていることに強い憤りを感じながら、日々過ごしてきました。

その中で、今回の羽生選手の発言をはじめ、大リーグへと旅立った選手への不要とも思える手術の話などを聞き、黙ってはいられなくなり、この本を書く決意をしました。


私は、医師ではありません。

しかし、私の院では例外なく、日々、患者さん方の症状が改善されています。

これらの方々を生き証人として、事実だけをお伝えしていきたいと思います。

治せない医学はもう要らない！

日本の伝統医術で、偏頭痛・ギックリ腰・捻挫の改善はこんなに簡単！

第3章　現代西洋医学の治療法への疑問

第4章　こんなに簡単！　本当の改善の仕方（症例）

第1章　それぞれの病状が起こる原因

「捻挫」が起こる原因

捻挫の多くは、なんらかの原因で足首に外圧がかかり、足首関節を強く捻《ねじ》ることで起きます。

例えば、スポーツ中につまずいた時や、段差に気づかず足を着いた時などに、足首をグギッと捻ったことは、みなさんもあるのではないでしょうか。

この捻ったところに体重という重さがかかり、捻挫は発症します。

では、捻挫した足首はどのような状態になっているのでしょう。

それをお話しする前に、まず、関節

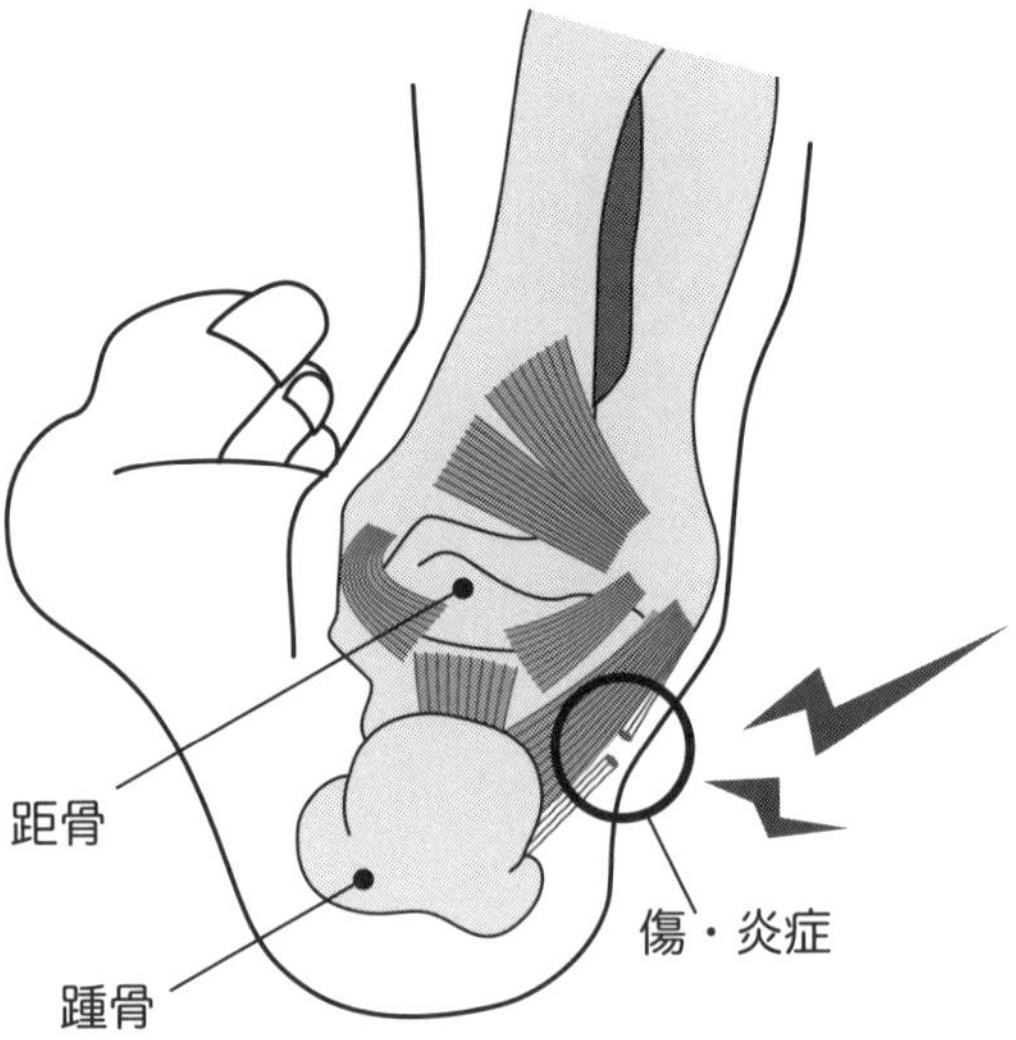

について少し説明をします。

関節とは、骨と骨が連結した部分のことをいいます。

そして、この別々の骨が常に正しい位置で連結するように、「靭帯」という帯状の丈夫な腱が骨と骨を繋いでいます。

関節は、部位により機能や動きが若干異なりますが、この靭帯による連結のおかげで膝を曲げたり、手を挙げたり、首をまわしたりなど、スムーズに動かすことができるのです。

捻挫した足首の状態に話を戻します。

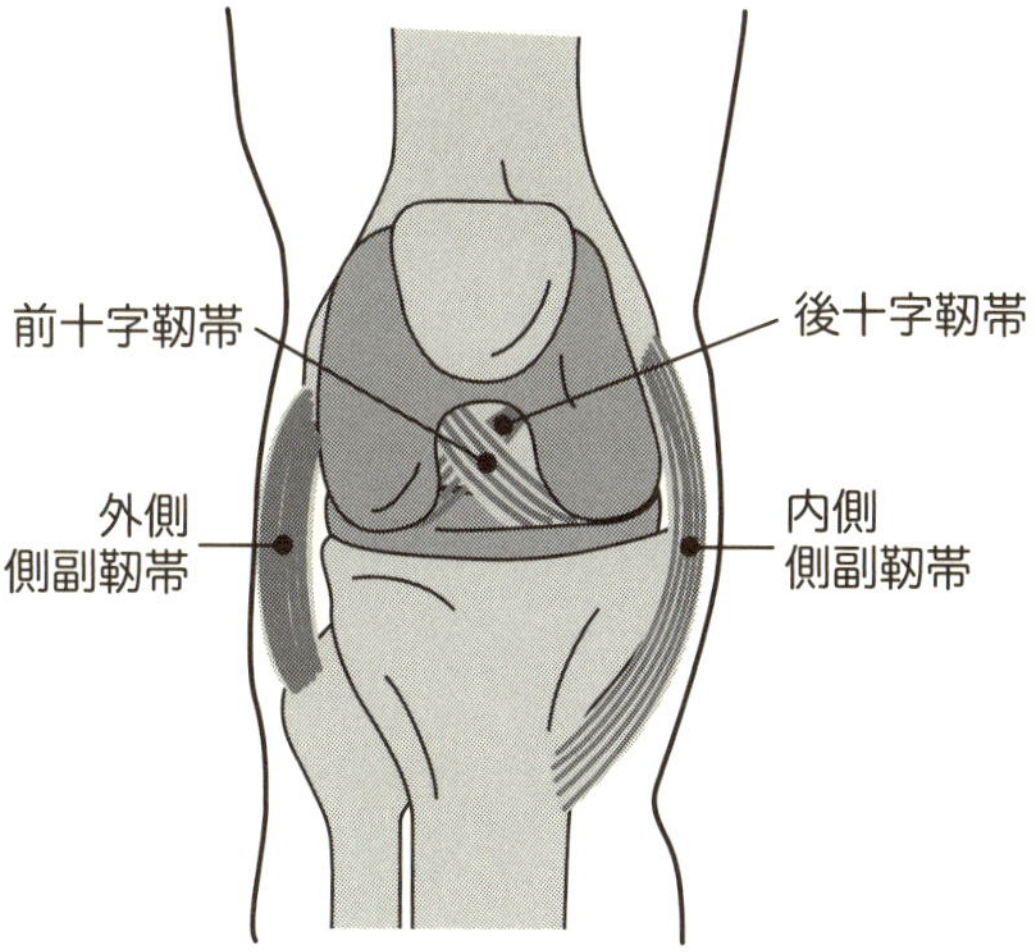

右脚の膝関節

捻挫とは、足首関節の骨と骨とが軽くズレてしまっている状態をいいます。これを「亜脱臼《あだっきゅう》」とも呼びます。ちなみに、大きくズレて関節が外れてしまった状態が「脱臼」です。

捻挫は、脱臼の軽いものだと思ってください。

軽くズレた関節は靭帯に強いプレッシャーを与え、靭帯の部分的な断裂を引き起こします。

これを、「靭帯の損傷」といいます。

靭帯組織が破壊されると、痛みを発します。

これが、みなさんが感じる「捻挫の痛み」です。

亜脱臼した関節、いわゆる骨に、私たちは痛みを感じません。それは、骨自体に知覚神経がないからです。

この分かりやすい例が「歯」です。

歯は唯一、身体の表面に出た骨格です。

みなさんは、虫歯が見つかったら、歯医者さんで歯の表面を削って虫歯部分を取り除きますよね？

軽度の虫歯の場合、麻酔はしないと思います。

神経にまで達してしまっているような重度の虫歯の場合は、歯ぐきに麻酔注射を打ちますが、軽い虫歯で表面を削るぐらいでは、麻酔はしません。

なぜなら、歯には神経が通っていないので、麻酔なしで削っても痛くないからです。削った後の歯をカチカチと噛み合わせても、痛みは感じません。

このように、骨格には知覚神経がないので、痛みを感じず、削ったりして変形したままにしても痛くないのです。

これと同じことが、関節にもあてはまります。

亜脱臼してズレた関節の骨やクッションになっている軟骨が痛むのではなく、圧迫され損傷した靭帯が痛むのです。

また、よく「捻挫癖がつく」などといわれます。

これは、靭帯は回復したけれども、亜脱臼はそのままで、きちんと根治していない場合に起こります。

靭帯は回復し、痛みがなくなったので、もう捻挫が治ったと錯覚しがちですが、実際は、主な原因である亜脱臼は残ったままなのです。

そのため、足首関節に軽い捻りや外圧がかかっただけでも、ズレている関節が靭帯を再び強く圧迫し、損傷させてしまうのです。

ちなみに、亜脱臼と靭帯の損傷が、指で起こると「突き指」、手首で起こると「腱鞘炎」と呼ばれます。

「ギックリ腰」が起こる原因

俗に、「ギックリ腰」と呼ばれる、不意に発症する強烈な腰痛。

くしゃみをした時や無理な体勢で物を取ろうとした時、重い物を持ち上げようとした時など、ふとした時に突然襲ってきます。

原因は、あまり知られていませんが「大腰筋《だいようきん》」というインナーマッスルの

「痙攣《けいれん》」によって起こります。

みなさん、大腰筋をご存知でしょうか？

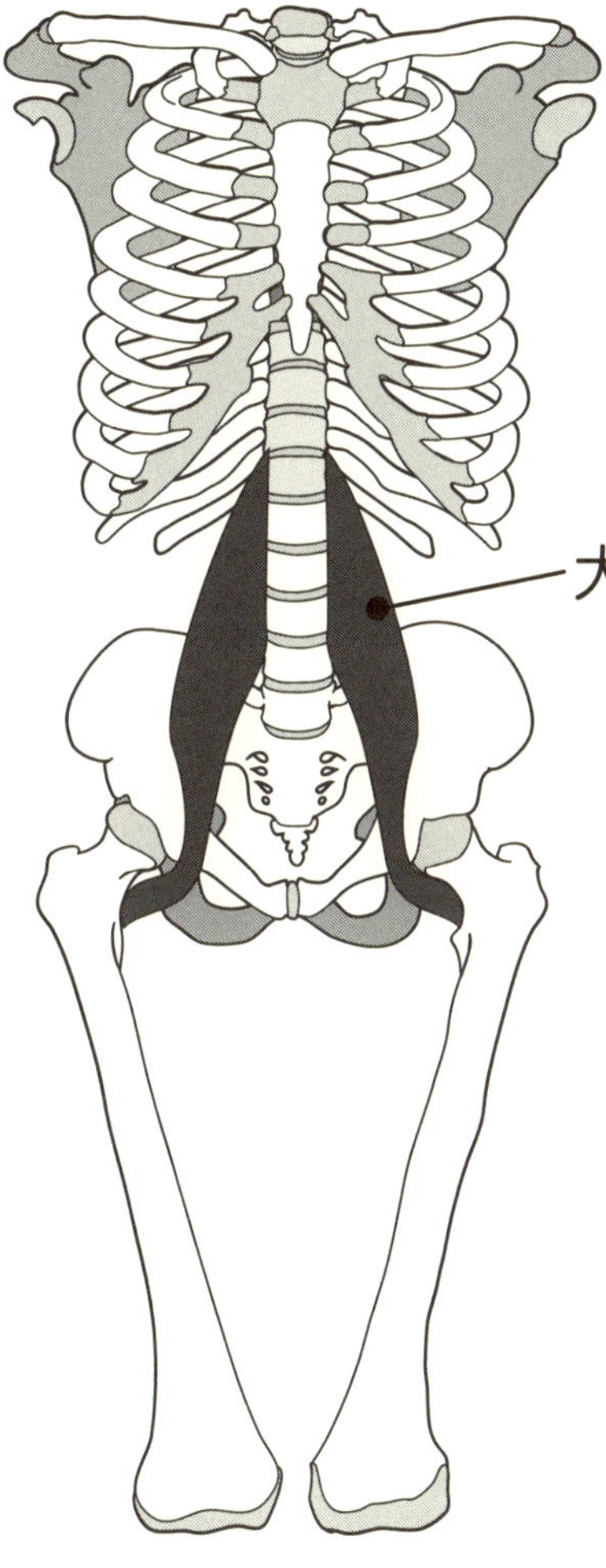

大腰筋は、胸椎《きょうつい》十二番からその下の腰椎《ようつい》全てに密着して骨盤の中を通り、大腿骨《だいたいこつ》骨頭内側にまでおよぶ長く大きな筋肉です。腹部の中で最も大きな筋肉で、最近では、体幹やインナーマッスルとして知られています。

そして、筋肉の痙攣とは、俗にいう「つる」ことです。

太ももの裏（ハムストリング）やふくらはぎなど、脚がつった経験は誰もがお持ちだと思います。つっている間は、何もできないくらい痛いものです。

それが、腰部に在る筋肉の中で最も大きな筋肉である大腰筋で起こるのですから、痛みは半端なものではありません。

つった脚は、症状が治まると、何事もなかったかのように痛みが治まり、すぐに動かすことができるようになります。

大腰筋も同じです。

私の院にも、ギックリ腰の患者さんが多く来院され、たいていの方は誰かに抱えられたり、支えられながらいらっしゃいます。

それが、お帰りの際は、患者さんのほとんどが、お１人でスタスタと歩くことができるようになっています。

このように、ギックリ腰は実に単純なものなのです。

「偏頭痛」が起こる原因

偏頭痛は、頭部で起きている軽度の不具合です。

頭部には大切な脳があり、その周辺が痛いわけですから、軽症といっても軽くみてはいけません。

重症化すると、大変な疾病《しっぺい》に繋がります。

頭部だけでなく、身体に起こる不具合のほとんどは、血流障害が原因です。

血液は、細胞の分裂再生に不可欠な酸素と栄養素を運んでいます。

酸素と栄養素が不足すると、細胞は分裂再生ができなくなり、機能が低下し、その結果、様々な不具合を生むのです。

では、なぜ血流障害が起きるのでしょうか？

それは主に、筋肉のコンディションの悪化が原因です。

血液が通る血管は、筋肉の中に存在します。

筋肉が、疲労や老化などにより収縮し凝り固まると、血管は、筋肉に押し潰されてしまい、血液の流れが悪くなる、といった血流障害が起こります。


偏頭痛を抱えて私の院に訪れる患者さんの大半が、頭と心臓の間にある筋肉のコンディションが著しく悪い状態にあります。

コンディションの悪い筋肉が、頭部へ流れるはずの血液を滞らせ、それが継続して不具合を作ります。

脳はこの不具合を伝えるために、痛みというかたちでサインを発し、私たちは偏頭痛として認識するのです。

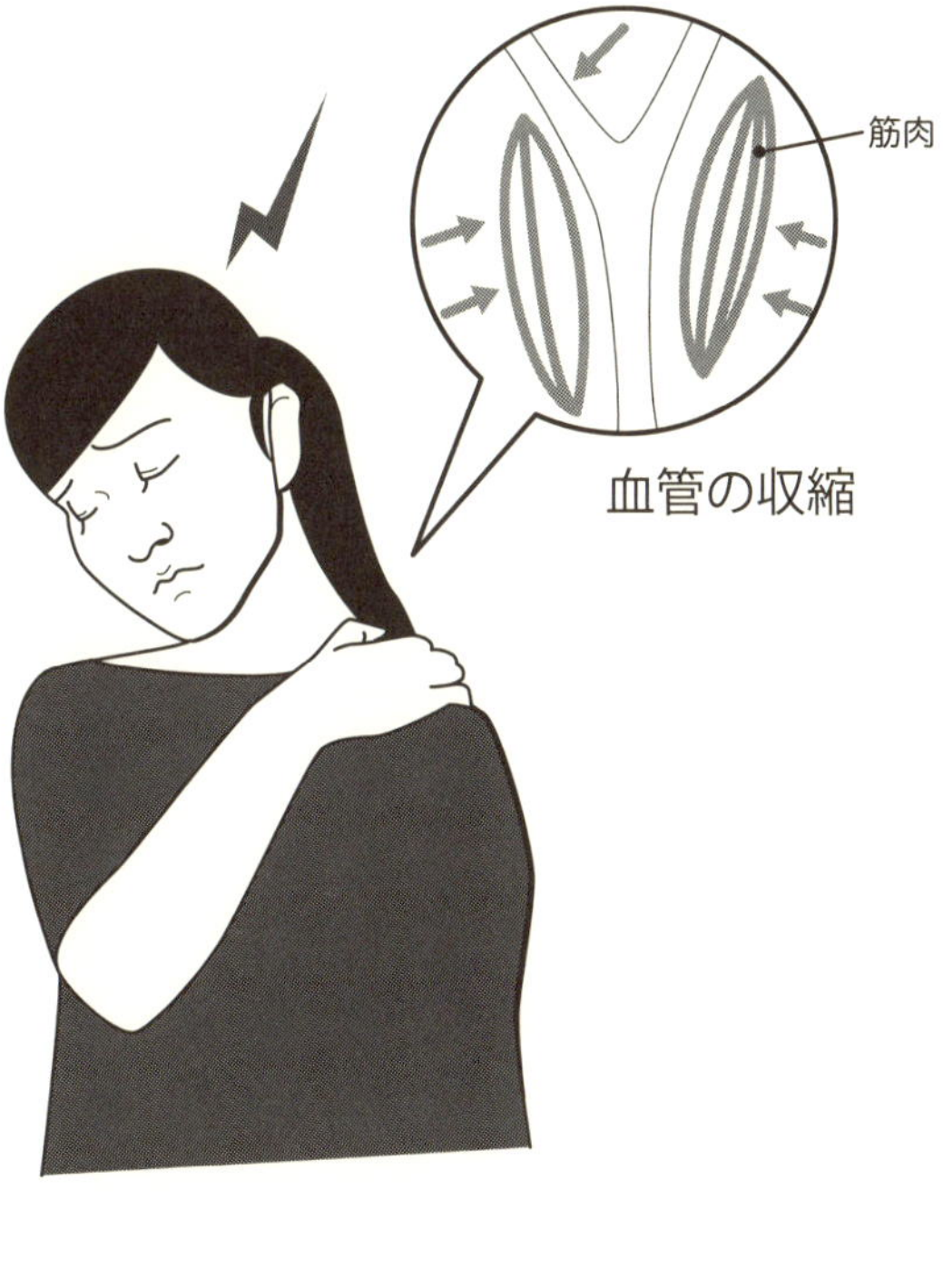
筋肉
血管の収縮

第2章　現代西洋医学の見解と問題点

原因を残したまま繰り返す「捻挫」

捻挫をしたら、整形外科を訪れる方が大半です。

整形外科では、診断するために、まずは検査を行うのが一般的です。レントゲン撮影をして、骨折の有無を確認。開放性、亀裂、剥離などの骨折が認められなければ、改めて医師から捻挫と診断が下されます。

ここで注意していただきたいのが、医師が確認するのは、〝レントゲンで撮影した骨の画像だけ〟という病院が、近年、非常に多いことです。

患者さんの受傷部位の触診や動作確認など、直接、患者さんに触ることなく、レントゲン画像と問診だけですませる病院が、たいへん増えています。

しかし、第1章でご説明した通り、捻挫とは、関節の亜脱臼と靭帯の部分断裂です。

骨折の有無や脱臼はレントゲンで分かっても、軽くズレただけの亜脱臼はレントゲン画像では分からない場合がほとんどです。

ましてや、靭帯の状態は、レントゲンには写らず、患者さんの身体に直接触らないと分からないものです。触診して損傷具合を確認し、動作確認で可動域を調べないと、捻挫の重軽度は正確には分からないのです。

それなのに、レントゲン画像だけで判断し、捻挫と診断を下すというのは、実に安易であり、曖昧な判断といえるのではないでしょうか。

そして、捻挫と診断されると、次は問診により、オペをするのか、保存的治療にするのかを選択することになります。

オペは、断裂した靭帯や剥がれた軟骨を治療するのが目的です。最新医療では、内視鏡を用いて小切開で行うので、回復が早いといわれています。

しかし、オペが本当に必要なのかは疑問です。

それがなぜなのかは、次の第３章でお話ししたいと思います。

保存的治療を選んだ場合、多くは、「足首関節を冷却し、湿布して、矯正せずそのまま固定する」という処置が行われます（骨折でもオペを必要としない場合は、これとほぼ同じ処置が行われます）。

固定は、主にテーピングかギプスでガチガチに固められ、軽症の場合でも1～2週間、動かせない状況を作ります。この間は、もちろん、患部に触れることも、施術することもできません。

受傷部位を固定して動かなくするのですから、筋肉は使えないので硬直してゆき、衰え、筋肉量が著しく減少していきます。

また、関節も動かせないため、可動域が著しく狭くなり、場合によっては、可動域がゼロになることもあります。

このように固定するという処置は、筋肉量と関節の可動域を失うことに繋がるのです。

固定期間終了後には、今度はこれらを取り戻すリハビリが必要になります。

筋肉量を増やすには筋力トレーニングが、可動範囲を拡げるには筋肉の柔軟性を取り戻すためのストレッチが必要となり、元の状態に戻る、すなわち完治するまで数ヶ月かかってしまうのです。

また、そもそも捻挫の場合、関節がズレて亜脱臼しているわけですから、矯正をせず固定してしまうと、正しい位置に戻っていないズレたままの形で固まってしまうことになります。

靭帯の損傷により感じていた痛みは、冷却や湿布によって感覚が鈍くなり、また、損傷部分は自然治癒力によって時間と共に自己修復していくので、痛みはなくなっていきます。

このため、患者さんは、治ったと錯覚しがちですが、主の原因である亜脱臼は残ったままなのです。

ですから、スポーツした時や、つまずいた時など、足首に小さなプレッシャーがかかっただけで、治っていない亜脱臼した関節が靭帯をまた圧迫し、靭帯の損傷を再度引き起こすので「捻挫癖」に悩まされることになります。

いつまでもズレた関節のままで、違和感を感じ続けることになるのです。

西洋医学では正体不明とされる「ギックリ腰」

ギックリ腰で整形外科を受診すると、捻挫と同様、まず検査を行い、レントゲン撮影で、骨格の異常の有無を調べます。

骨格になんらかの異常が見つかった場合は、椎間板《ついかんばん》ヘルニア、腰椎すべり症、脊柱管狭窄症《せきちゅうかんきょうさくしょう》、腰椎側弯症《ようついそくわんしょう》などと診断されます。

異常らしきものが見当たらない場合は、「まぁ、ギックリ腰でしょう」と曖昧《あいまい》に診断されて、湿布薬（経皮鎮痛消炎剤《けいひちんつうしょうえんざい》）と痛み止めの服用薬（鎮痛剤）が処方され、固定用の腰椎ベルトを買わされて終わり、となります。

これ以上の診察や処置を病院で受けることはまずない、といっていいでしょう。

というのも、厚生労働省が、ギックリ腰を非特異的腰痛と定めているからです。

非特異的腰痛とは、

「医師の診察および検査で腰痛の厳密な原因が特定できないもの」

のことをいいます。

要するに、ギックリ腰は、

「どこが発痛源で、何が原因で起こっているのか分からない腰痛」

だといっているのです。

医療方針の決定権を持つ厚生労働省が、

「ギックリ腰は何が原因か分からない腰痛である」

と定めているので、医師は原因を突き止める必要がありません。

原因が分からないので、当然、根治させるような治療はできず、痛みを緩和するだけの対処療法のみ行われることになります。

しかも、腰痛の約85％はこの非特異的腰痛、すなわちギックリ腰に分類されると定めています。

ちなみに、医師の診察および検査で腰痛の原因が特定できるものを「特異的腰痛」と呼びます。

例えば、脊椎《せきつい》の間の椎間板からヘルニアが突出しているのが確認されると「椎間板ヘルニア」、脊椎にある神経が通る脊柱管が狭くなっていれば「脊柱管狭窄症」など、これらは特異的腰痛にあたります。

しかし、ここでも注意していただきたいのが、捻挫同様、多くの整形外科はレントゲン画像で骨格を診るだけで、骨以外の筋肉などはほとんど診ないということです。

特に、腰痛の場合、原因をはじめから骨格だけに限定しています。

患者さんの身体に直に触れて筋肉を触診したり、動き方を診て動診する病院は、残念ながら少ないのが現状です。


ギックリ腰とは、第1章でお伝えした通り、大腰筋の痙攣です。

整形外科では骨しか診ないのですから、骨以外が原因であるギックリ腰の正体が分からないというのは、しごく当たり前のことなのです。

また、仮に原因を骨格に見つけたとしても、オペの必要がないと判断されれば、捻挫と同様に、ベルトなどを巻いて固定させ、湿布と服用の痛み止め薬を処方するのみです。

結局のところ、整形外科では、全ての腰痛をレントゲン画像だけで診断し、骨以外の原因を突き止めることはまずありません。

そして、オペが必要か否かであり、オペの必要がない場合は、痛みの原因を治すのではなく、鎮痛剤を処方して、痛みを感じさせなくするだけなのです。

原因が不明とされる「偏頭痛」

頭痛には、脳腫瘍や脳梗塞などの基礎疾患が原因になっているものと、そうした疾患がないものの２つがあり、この基礎疾患のない頭痛が偏頭痛と呼ばれています。

基礎疾患が原因となって起こる頭痛は、痛みと一緒に吐き気やしびれ、言葉のもつれなどの症状が出る場合が多く、発症したときには速やかに病院へ行かれる方が多いようです。

一方、基礎疾患がない偏頭痛の場合は、「頭痛くらいで病院へ行くのはどうなんだろう」と躊躇《ちゅうちょ》される方が多く、市販薬でとりあえず痛みを和らげることがほとんどのようです。

また、頭痛と一緒に首や肩にコリを感じる方も多く、そういった方は病院ではなく接骨院や整体院、マッサージなどに行く傾向にあります。


一般的に「偏頭痛」と呼ばれる頭痛を、厚生労働省では「緊張型頭痛」や「偏頭痛」などに分けて、説明しています。

緊張型頭痛については、

「無理な姿勢を続けることや、目や肩の疲れなどの身体的ストレス、心配ごとや不安などの精神的ストレスから、頭部の筋肉が過度に緊張するために起こる」ものと定義しています。

一方、偏頭痛は、

「階段の昇り降りや激しい運動の後、また緊張がとけてほっとした時などに痛くなったり、太陽の光や音で痛みがひどくなることも。詳しいメカニズムは分かっていませんが、脳血管の収縮と拡張で引き起こされると考えられている」とされています。

さらに、これらの頭痛には、「ストレスやうつ病とも関係が深い」との記述もあります。

色々な可能性を並べていますが、原因を特定することはできず、要するに、厚生労働省は「偏頭痛の原因は分かっていない」といっているのです。

ギックリ腰同様に、偏頭痛も、治療方針を定めている厚生労働省が、何が原因なのかを分かっていないということは、医師たちも原因や、治し方を分かっていないということになります。

そのため、病院で受診しても、鎮痛剤の投薬などによる痛みへの対処法のみが行われ、根治するような治療は行われていないのが現状です。

第3章　現代西洋医学の治療法への疑問

西洋医学と東洋医学の違い

西洋医学の治療法へ疑問を投げかける前に、西洋医学と東洋医学の違いを大まかにお伝えしたいと思います。

西洋医学と東洋医学の大きな違いは、人体に対する考え方と治療法にあります。

西洋医学は、人間の体を各臓器や各部位に分け、局部だけをみて治療します。例えば、腸が悪ければ消化器内科、膝が悪ければ整形外科、というように各専門医がいて、専門分野以外は診てはくれません。

そして、どんな症状でも、治療は投薬から始まり、投薬で症状が抑えられなければ、悪い部分を取り除くオペが行われます。

私には、西洋医学の治療はまるで、エンジニアが機械を修理しているかのように感じてしまいます。

車のエンジンの動きが悪ければ油を注し、それでもダメならば古いエンジンを丸ごととって、新しいエンジンに取り替える。薬という化学物質を使い、効果が出なければ、他の臓器や部位のことを考えず、悪いところ（下手をしたら臓器や部位を丸ごと）を取り除く。

一緒だと思いませんか？

一方、東洋医学は、局部だけをみることはありません。身体全体をみて、人間に本来備わっている機能や能力を使って治療します。

この本来備わっている機能や能力とは、自然治癒力（免疫力）のことです。人間の身体にとって、なくなっていい臓器や部位など1つもなく、なくなればバランスが保てません。

ですから、悪くなったところは症状を抑えたり切り取るのではなく、自分の力、すなわち自然治癒力で治していく、という考えが東洋医学です。

そのため、東洋医学は、この自然治癒力を最大限に使えるように患者様を導いていくことが治療となります。

「鎮痛消炎剤」は、病気を治すどころか悪化を促す

西洋医学では、先述した通り、病院を受診すると最後に処方箋を渡され、症状に応じた薬が出されます。

どんな病気でも、どんな症状でも、投薬という処置が行われます。足首でも、腰でも、頭でも、痛みを感じた場合は、同じように湿布や内服用の「鎮痛剤」という、痛みの感覚を鈍くする薬が処方されるのです。

ここでぜひ、みなさんに重々ご理解いただきたいのは、「鎮痛剤は、痛みの原因を治す薬ではない」ということです。

治すのではなく、人間の知覚神経に作用して一時的に感覚を鈍くし、痛みを感じないようにするだけの対処薬なのです。

この世に存在する化学薬品は、治す目的で作られているモノは、何1つないと断言できます。

何故なら、西洋医学では、薬によって症状を抑えている状態のことを「寛解《かんかい》」といい、寛解＝治癒と位置付けているからです。基本的に薬をほぼ生涯にわたって使用し、症状を抑え続けることになります。

寛解を作る薬は、鎮痛剤でいうと、主に、アスピリン、インドメタシン、ケトプロフェンという化学物質です。これらは、知覚神経を司る体内物質「プロスタグランジン」という物質の産生を抑制する働きがあります。

なぜ、プロスタグランジンを抑制するかというと、プロスタグランジンには、人が不快に感じる３つの働き、

１つ目は、知覚神経を過敏にして痛みを起こさせる働き
２つ目は、血管を拡張する働き
３つ目は、発熱を促す働き

があるからです。

ですので、鎮痛剤がプロスタグランジンを抑制すると、

・知覚神経が抑えられるので痛みが和らぐ

・血管が縮小するので、ジンジンと感じていた痛みや腫れが治まる
・発熱している場合は熱が下がる

と、不快な症状が抑えられます。


痛みも腫れも発熱も、どれも患者さんにとっては辛い症状です。

症状に苦しんでいた患者さんは「楽になった」と鎮痛剤にどんどん頼ってしまい、なくてはならないものになってしまう方が多くいらっしゃいます。

しかし、この鎮痛消炎剤には大きな落とし穴があります。

症状が出る度に頼っていると、治るどころか、徐々に悪化の一途をたどっていくことになるのです。

「病院から処方される薬が、まさか悪化させるなんて」と、にわかには信じられない方も多いでしょう。

しかし、事実、鎮痛剤の投薬が続き、プロスタグランジンを抑制し続けると、治るどころか悪化していきます。

これにはしっかりした理由があるので、ご説明しましょう。

●理由1
プロスタグランジンの生産が減少すると、交感神経ばかりが優位に働くようになる

私たちの身体では、その機能を維持するために、自分の意志とは関係なく動く「自律神経」という神経回路が働いています。脈、呼吸、血流、消化器官の働きや排泄など、これらは全て自律神経が働いて、無意識に身体の調子を整えているのです。

この自律神経には、「交感神経」と「副交感神経」の2つがあり、興奮している時に働くのが交感神経、その逆に、身体がリラックスしている時に働くのが副交感神経となっています。

交感神経と副交感神経は、シーソーのような関係で、どちらか一方が優位に働いている時は、もう一方の働きは抑えられる、というように、拮抗《きっこう》して働き

ます。

それぞれ正反対の役割をしながら、両方がバランス良く働くことで健康が維持されるわけです。

ところが、鎮痛消炎剤でプロスタグランジンを抑制すると交感神経の働きを抑えられず、副交感神経が働けない状態になります。

交感神経ばかりが働くことになるので、身体は常に興奮し、リラックスできず、ストレスがかかる状態が長く続くようになってしまいます。

ストレスが人体に悪影響を及ぼすことは、みなさんもご存知のことでしょう。

また、近年の免疫力の研究から、人の身体は副交感神経が働いている時に、自然治癒力（免疫力）が働く、ということが証明されました。

つまり、鎮痛剤は、交感神経を優位にするので、自然治癒力が高まる副交感神経を働かせることができず、結果、治癒から遠ざけることになるのです。

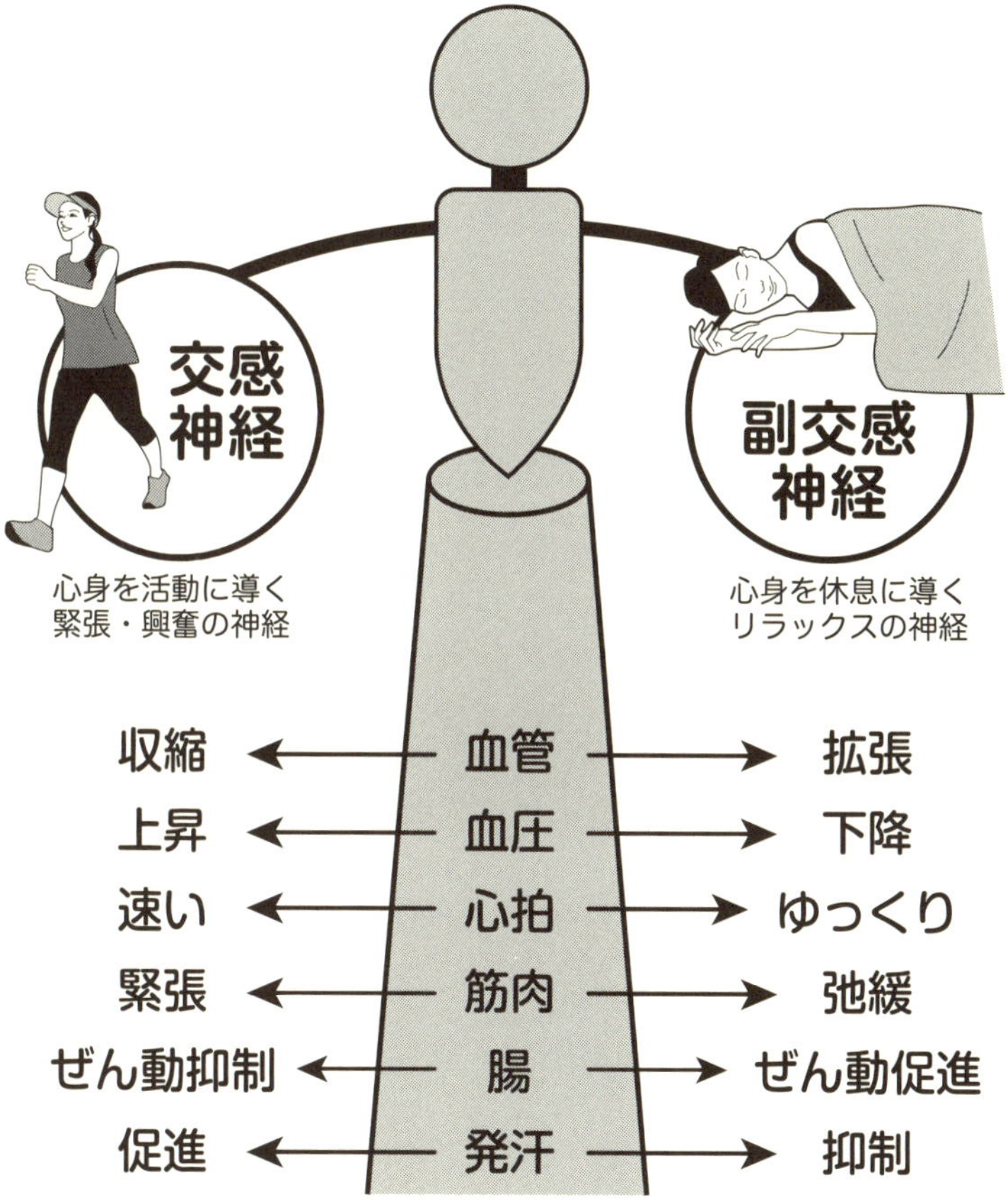
交感神経
心身を活動に導く
緊張・興奮の神経
副交感神経
心身を休息に導く
リラックスの神経
収縮 ← 血管 → 拡張
上昇 ← 血圧 → 下降
速い ← 心拍 → ゆっくり
緊張 ← 筋肉 → 弛緩
ぜん動抑制 ← 腸 → ぜん動促進
促進 ← 発汗 → 抑制

●理由2
顆粒球《かりゅうきゅう》が増加し、組織破壊が進行して、他の病気を発症させる

血液の中には、赤血球、白血球、血小板の3種類の細胞があり、白血球には、体内に入った細菌やウイルスなどの異物を処理する、免疫に関与した役割があります。

この白血球の中には、顆粒球とリンパ球があり、これらを合わせると白血球の約95%を占めます。

顆粒球の働きは、交感神経が優位になると活性化し、活性酸素を発生させ、細菌などの大型の異物を攻撃し殺菌することです。

逆に、リンパ球の働きは、副交感神経が優位になると活性化し、ウイルスのように小型の異物やガン細胞を攻撃し排除します。

この2つがバランス良く働くと、病気になりにくく、治癒力が高い状態を保てるのです。

しかし、鎮痛剤がプロスタグランジンを抑制して、交感神経が優位になる時

間が増えると、顆粒球が過剰に増加し、大量の活性酸素をまき散らします。

この活性酸素は非常に酸化力が強いため、異物の排除にはとても有効ですが、反面、正常な細胞にも危害を加え、組織破壊を招きます。

大量の活性酸素により起きた組織破壊は、ガン、胃潰瘍、十二指腸潰瘍、潰瘍性大腸炎、糖尿病など、他の病気を発症させる原因となるのです。

●理由3　血管が収縮され続け、血流障害が起こり、低体温を引き起こす

プロスタグランジンには、血管を拡張させる働きもあります。

プロスタグランジンが抑制されると、血管が拡がらず、血流が悪くなります。

また、交感神経が優位になると、興奮ホルモンであるアドレナリンが分泌されて、血管は収縮します。

先述の通り、鎮痛剤は交感神経を優位にします。

ですから、鎮痛剤が投与された血管は、交感神経の優位によって収縮し、さ

らに、プロスタグランジンが抑制されるので拡張できず、血流が悪い状態を作り出してしまうのです。

血液は全身に必要な酸素と栄養を運び、老廃物や細胞の代謝の産物の回収を行っています。その血液が通る血管が収縮し、血流が悪くなるということは、細胞に十分な酸素と栄養が行き届かず、老廃物が停滞するようになってしまうということです。

投薬し続け、血流障害になると、細胞の代謝も低下し、全身の動きが悪くなり、イライラしやすくなるなど、心身ともに不調が起こってきます。

そして、発ガン物質や有害物質が回収されず、蓄積されていくので、体内環境は悪くなる一方です。

発ガンのリスクが高くなり、身体に痛みやコリを感じることも増えていくのです。

さらに、血流障害は、低体温を招きます。

プロスタグランジンは体温を上げる働きもあるので、血流障害との相乗効果で低体温へと一直線に進んでいきます。

そして、低体温は、さらなる細胞の代謝の低下を引き起こし、全身の痛みやコリ、ひいてはガンに至るまで、様々な病気をより発病しやすい状態を作り出します。

鎮痛剤を投薬し続けると悪化する理由は、簡単にご説明すると以上の３つです。

治してくれると思って飲んでいる薬ですが、実は、逆効果であることがお分かりいただけたでしょうか。

さらに、飲み始めた頃は、弱い鎮痛剤で効いていても、飲み続けていくと身体に薬の耐性ができるので、どんどん強い薬に変わっていきます。

そして、薬の有効時間が短くなり、切れると痛みがさらに増すので、痛みから逃れるために投薬の量が増えていく、という悪循環に陥っていきます。

鎮痛剤は、治すどころか悪化に導き、治ることのない負のスパイラルにおとしめる忌まわしい不要物なのです。

「オペ」は不要！　執行しても原因は残ったまま

腰痛、股関節痛、膝痛、捻挫などで、

・レントゲンやＭＲＩの検査の結果、重症と診断が下った
・ブロック注射法や内服薬などの鎮痛剤が効かなくなってきた
・保存療法で治療していたが、改善の兆しがみられない

などの場合は、オペが行われます。

ちなみに、オペの年間執行件数は、腰痛の場合、腰椎ヘルニアと脊柱管狭窄症が合わせておよそ10万件、股関節の人工股関節置換手術がおよそ5万5千件、膝関節の人工関節置換手術がおよそ8万件行われているというデータが、厚生労働省から発表されています。

そして、これらのオペは、年々増加しています。

捻挫の治療は、ほぼ保存療法が行われますが、靭帯を激しく損傷していると診断された場合は、オペが行われます。

近年、このオペは内視鏡を用いるなどして、小切開で行うことが多く、以前のオペと比べて回復が早いと厚生労働省はうたっています。

しかし、前章でお伝えした通り、捻挫は、足首の亜脱臼です。

いくらオペが手軽になったといっても、亜脱臼を治さずに靭帯だけ直しても、そのオペは無駄になる、といえるでしょう。

そして、「捻挫癖」を繰り返す原因にもなります。

スポーツなどで足首に軽く負担がかかる度に痛みを感じ、捻挫を繰り返す、いわゆる「捻挫癖」。

捻挫癖を持った方は、病院に行き、何度か検査を受けているうちに「変形性足関節症」という診断が下ることが多いようです。

変形性足関節症とは、足首関節の軟骨がすり減った症状のことです。

現代医学では、クッションである軟骨が

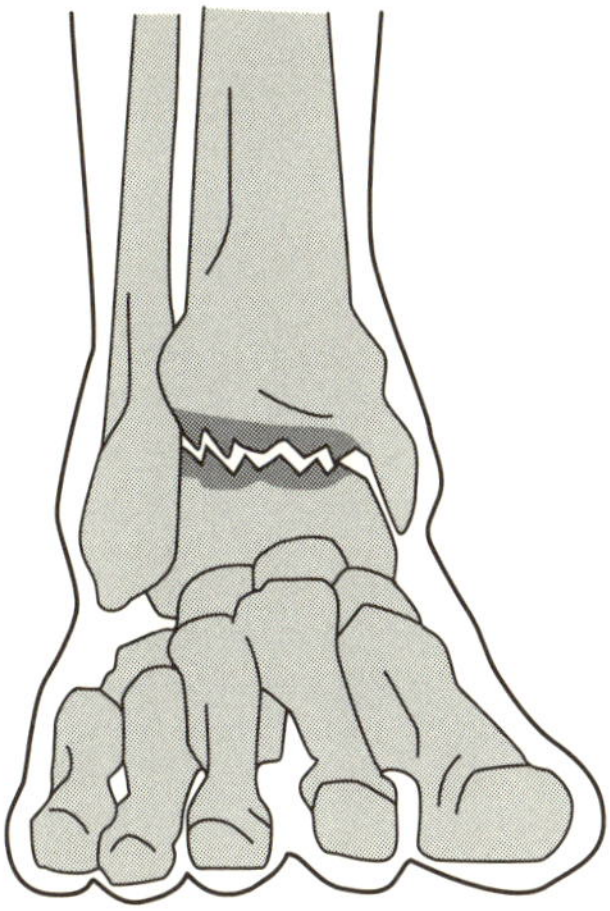

すり減り、骨と骨とが直接こすれ合うことにより、痛みが発生すると考えられています。

この変形性足関節症が進行するとオペを勧められ、進行具合にあわせて主に3種類のオペが行われます。

オペは、軽い方から、

1、下位頚骨骨切り術《かいけいこっこつきじゅつ》…頚骨の骨を切って傾きを矯正し骨がこすれ合わないようにする手術

2、足関節固定術…足の関節をプレートとボルトを使い固定をする手術

3、人工足関節置換術…足関節を切り取り、人工関節に変える手術

があります。

しかし、捻挫は、第1章でお伝えした通り「足首の亜脱臼」と「靭帯の損傷」です。少しズレた関節を元の正しい位置に戻し、靭帯にかかっていたプレッシャーを解放すれば、1~2週間で痛みはとれ、靭帯も回復に向かっていくのです。

それを、捻挫から「変形性足関節症」というおおげさな病名に変え、痛んでもいない健康な骨に傷をつけ、最悪、骨を切り取ってしまう。

こんな行為は野蛮以外の何ものでもないと思います。

捻挫と同じことが、ギックリ腰でも起こっています。

ギックリ腰が癖になり、何度か病院に通っていると、レントゲン画像の骨の写り方から「腰椎椎間板ヘルニア」「腰部脊柱管狭窄症」「腰椎分離症・分離すべり症」「腰椎変性すべり症」「側弯症」などと診断が下ります。

そして、これらの症状が進行し、重度とみなされると、原因とされる骨のオペを勧められるのです。

ところが、ギックリ腰の原因は、お伝えしている通り「大腰筋の痙攣」です。

痙攣が原因だということに気づかず、治していないからギックリ腰が癖になってしまっているだけで、痙攣をきちんと治療さえすれば、たびたび再発するようなことにはならないのです。

残念なことに、現代の西洋医学は、痛みの原因は骨にあると決めつけています。

捻挫もギックリ腰も、レントゲン画像の骨だけを診て、筋肉については診ようともしません。

だから、本当の原因にたどり着けないのです。

オペをしても原因が残ったままなので、痛みがなくならないケースは、枚挙にいとまがありません。

患者さんにとっては、辛い痛みがきれいになくなることを期待してオペを受けるわけですが、期待も虚しく痛みはそのまま残ってしまうのです。

オペは、傷つけなくてよい骨を削ったり切り取ったりする、不要どころか有害な行為だといえるでしょう。

あくまでも応急処置の「RICE法」

RICE法とは、西洋医学の応急処置法のことをいいます。

なにかしら傷害を負ってしまった時、医療機関にかかるまでの間、患部の症状の悪化をできるだけ最小限にとどめるための対処です。

・Ｒｅｓｔ（安静…患部を動かさない）
・Ｉｃｅ（冷却…氷などで冷やす）
・Ｃｏｍｐｒｅｓｓｉｏｎ（圧迫…包帯やテープで圧迫する）
・Ｅｌｅｖａｔｉｏｎ（挙上…患部を心臓より高く挙げる）

これらのイニシャルをとってＲＩＣＥ法と呼ばれ、この４つの方法は、スポーツ界をはじめ、外傷の救急処置の基本とされています。

傷害を負ったばかりの患部は、充血などの局部循環が始まり、そのままにしておくと炎症拡大や出血の増加を起こしやすい状態になります。

そこで、医療機関にかかるまで一時的に局部循環を抑え、悪化を防ぎ、その後の治療期間をできるだけ短くすることを目的に行われます。

ところが、このＲＩＣＥ法を応急処置のみならず、その後の治療でも用いて

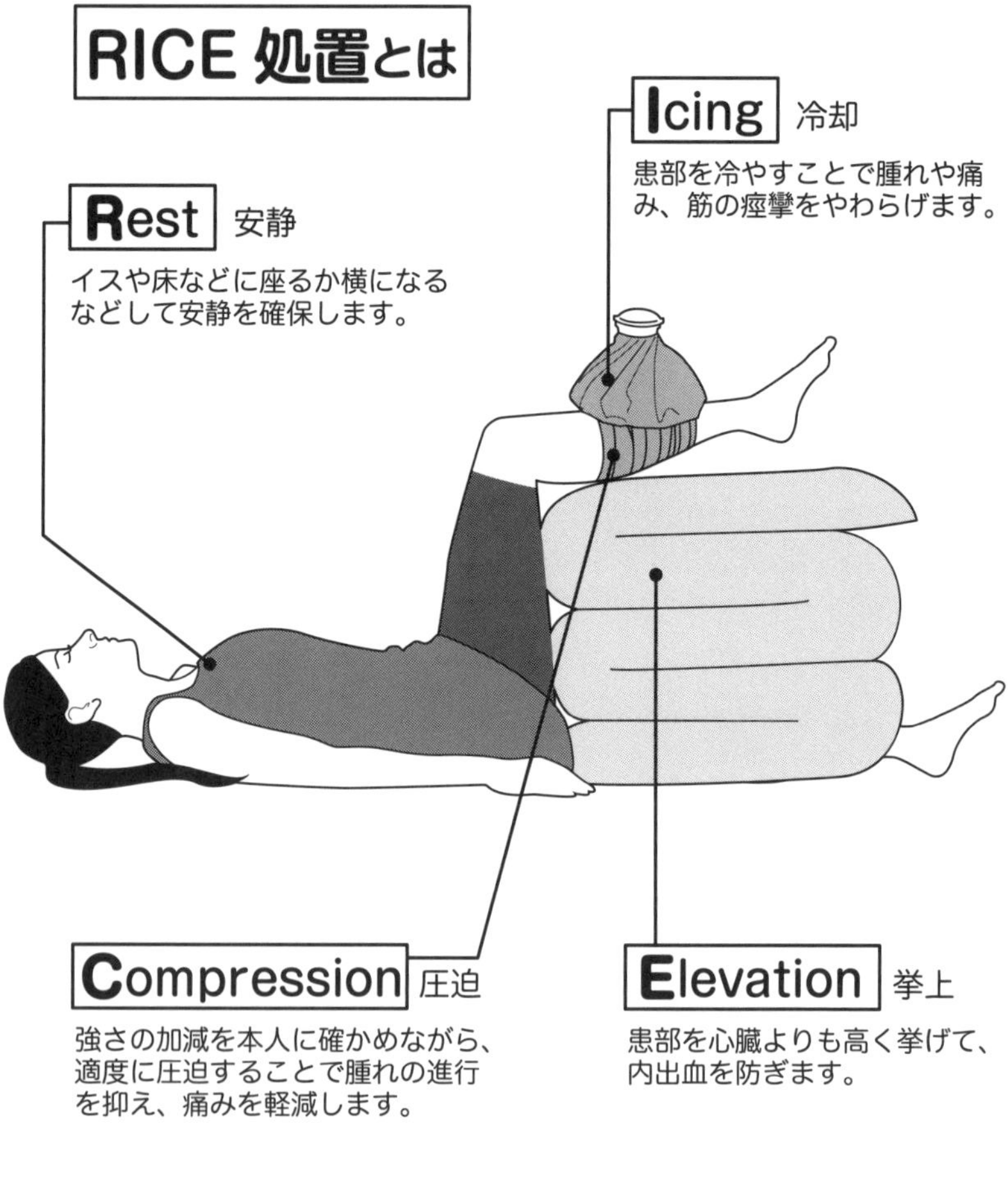
RICE 処置とは
Icing 冷却
患部を冷やすことで腫れや痛み、筋の痙攣をやわらげます。
Rest 安静
イスや床などに座るか横になるなどして安静を確保します。
Compression 圧迫
強さの加減を本人に確かめながら、適度に圧迫することで腫れの進行を抑え、痛みを軽減します。
Elevation 挙上
患部を心臓よりも高く挙げて、内出血を防ぎます。

いる整形外科や接骨院・整体院が非常に多いのです。

ＲＩＣＥ法の中でも特に、「安静」「冷却」「圧迫」は、医師からの指導で続けている方が非常に多く、とても残念な気持ちになってしまいます。

冷却は氷袋などで患部を冷やして、安静と圧迫は腰ベルトや膝サポーターなどで患部を動かないように固定（安静）し、圧迫して、痛みを感じにくくします。

冷やすことも、腰ベルトや膝サポーターを使うことも、その一時は痛みが和らぐので常用する方がいらっしゃいますが、これらは決して治す行為ではありません。

逆に、徐々に悪化させていくものなのです。

というのも、ＲＩＣＥ法の処置はどれも、血液の局部循環を抑える行為、つまり、血流を悪くする行為だからです。

第２章でお話しした通り、血液の白血球の中には自己治癒力、いわゆる免疫細胞が存在しています。

血流が悪くなるということは、治癒に必要な白血球が患部に十分に行き届かず、治癒がしづらい状況になっているということです。

治すためには、血流を良くし、患部に血液を集めて、免疫細胞がより活発になるように働きを高めることが必要です。

そのためには、ＲＩＣＥ法（安静・冷却・圧迫・挙上）を行うのではなく、患部を温め、筋肉を伸び縮みさせ、ケアをして、血流を良くすることが正しいのです。

それにも関わらず、私の院にいらっしゃる患者さんのほとんどが、安静にし、冷却し、圧迫し続けるようにと、病院や接骨院・整体院から指示されています。

真面目な方ほど医師や治療家から指導されたことを忠実に守るので、何年も血流が悪い状態が続き、治るどころか悪化し続け、結果、重症化しています。


何度もいいますが、ＲＩＣＥ法は、あくまでも受傷した直後の一時的な緊急処置法です。

治すための方法ではありません。

治したいのであれば、血流を良くするべきなのです。

第4章　こんなに簡単！　本当の改善の仕方（症例）

「捻挫」は、正しい施術を受ければ2週間後には日常生活を送れる

前章まで、捻挫の本当の原因と西洋医学の間違いをお伝えしてきました。

では、どのようにしたら改善するのでしょうか？

捻挫とは、足首の関節が亜脱臼（軽いズレ）している状態なのですから、関節を元の位置に戻してあげるだけで良いのです。

ギプスで固めたり、オペなど大掛かりなことは必要ありません。

亜脱臼は、手技によるたった1回の矯正で戻すことが可能です。

この矯正技術は、日本に伝わる伝統医術で「活法《かっぽう》」といわれる技術です。

戦国時代、武士が武道を習う道場があり、その道場では、相手を殺戮するための技術「殺法《さっぽう》」を教えていました。

殺戮の方法を稽古するのですから、道場では怪我をする者が絶えず、その怪我を治す技術が道場で生まれました。

これが「活法」です。

「殺法」は後に、剣道、柔道、空手などに枝分かれしていき、「活法」は、柔道の世界が受け継いでいくことになります。

これが「ほねつぎ（骨接ぎ）」です。

現代、骨接ぎの技術は「柔道整復師」という国家資格になり、接骨院で受け継がれていることになっています。

「受け継がれていることになっています」という回りくどい言い方をしたのは、残念なことに、国家資格を持っていても、この矯正の技術を使える者がほとんどいなくなってしまったからです。

その原因は、柔道整復師になるための資格取得方法にあります。

柔道整復師になるためには、まず国が認定した養成学校に３年間通い、国家試験の受験資格を取得します。近年、この資格に志願者が増えたため、養成学校が乱立状態となり、生徒の奪い合いから過当競争になってしまいました。

学校経営維持のためには生徒獲得は必須であり、そのためには人気校になることが最短の近道です。

この人気校になる1番のバロメーターが「資格合格率の高さ」であることから、カリキュラムが受験対策ばかりになってしまい、実践に伴った、生きた技術を教えなくなってしまいました。

柔道整復師の資格が養成学校に委ねられて以来、日本に伝わる伝統医術である「骨接ぎ」の技術が廃《すた》れていくことになってしまったのです。

現在では、「骨接ぎ」の技術を受けようと接骨院へ行っても、電気や超音波などの治療器を当てられたり、湿布をして固定されるだけ。重症の骨折や脱臼などの場合は、提携している整形外科を紹介されるのが関の山です。

そして、紹介された整形外科に行っても、骨しか診ない間違った診断や治療を施されることが多いというのも残念な話です。

事実、あなたやあなたの周りの方で、治療に通ったけど、捻挫癖がついたままだとか、骨折した骨が元の位置ではなくズレたまま繋げられた、なんて方がいらっしゃるのではないでしょうか？

本来なら誇れる日本の伝統医術が衰退し、間違った西洋医学だけが信仰された結果なのです。

とても悲しい事実です。

少し話が横道に逸《そ》れてしまったので、捻挫の矯正の仕方に話を戻します。

足首を亜脱臼の状態から元の正しい位置に戻すと、関節のズレによって起こっていた、靭帯への圧迫も解消します。

そして、圧迫されて部分断裂した靭帯の断裂面が徐々に結合していき、およそ2週間で修復し、完治に向かいます。

この2週間前後が、損傷部分の回復期間です。

この間は、血液が集まるようにできるだけ患部を温め、大きな圧力がかからないように無理な運動はせず、回復に努めることが大切です。

この方法では、動作制限の期間がわずか2週間と短いため、リハビリをする必要もさほどありません。

痛みは徐々に和らいでいくため、アスリートの方であれば競技に戻れるのがおおよそ1ヶ月、一般の方であれば1週間程度で日常生活に戻ることが可能です。

私の院では、捻挫の場合、ほとんどの方が手技による矯正の1回だけか、さらに回復期間を早めるための施術をもう1回受けるという、1、2回の施術で終わっています。

たった1、2回の施術だけで、後はご自身の治癒力で完治されていきます。

【症例①】全治3ヶ月と診断された捻挫だったが、2週間後には練習ができるようになった
Aさん／中学生・女子

ラグビースクールの夏合宿の試合で負傷し、重い捻挫をしてしまいました。

Aさんが少しでも早く治るように、以前私の院にあった酸素カプセルに入らせたいと、お父様が連れて来られました（※現在、酸素カプセルはございません）。

お話を聞くと、現地の整形外科を受診して、全治3ヶ月と診断されたとのこと。

足首はギプスでガチガチに固定されていました。

私は、
・捻挫は亜脱臼であること
・亜脱臼を矯正して、亜脱臼による靭帯のストレスを解消すれば、これくらいの捻挫なら痛みはどんなに遅くても1週間後には感じなくなること
・亜脱臼のストレスによって生じた靭帯の損傷はさらに1週間もあれば修復すること
を伝えました。


Aさんは1ヶ月後に試合が控えており、それに間に合うのであれば、ぜひ、矯正をお願いしたいとのことでした。

私は、お父様とAさんの了承の元、その場でギプスを糸ノコギリで切断して外し、足首の関節を矯正しました。

すると、痛みが引き、その場で普通に足踏みができる状態になったので、Aさんは驚いていました。

さらに、靭帯の回復を1日でも早めたいとのことでしたので、当初の予定通り酸素カプセルにも入っていただきました。

結果、Aさんは、施術の2週間後には、グランドの練習に復帰されました。そして、1ヶ月後に控えていた試合にも出場できたと、嬉しいご報告をいただきました。

「ギックリ腰」は、1回の施術で早期の回復が可能

前述の通り、ギックリ腰は、大腰筋という筋肉の痙攣によって起こります。筋肉の痙攣とは、ハムストリングやふくらはぎでよく起こる「つる」という現象のこと。

では、どうして痙攣が起きるのでしょうか？

それは、筋肉が急激に収縮したからです。

筋肉を酷使したり、筋肉に疲労が溜まったたりして血液の巡りが悪くなると、筋肉は急激に縮こまり、痙攣を起こすのです。

ですから痙攣を止めたければ、患部を伸ばして血流を良くすればいいだけです。とても単純なことです。

伸ばして血流が改善すると、痙攣が治まり、痛みもなくなり、何ごともなかったかのようになります。

みなさんもハムストリングがつった時やこむら返りを起こした時、筋肉を伸ばしたら痛みが治まり、何事もなかった状態に戻った、という経験がおありかと思います。

大腰筋の痙攣も他部の筋肉同様、血流を改善すれば治まるのです。

ただ、大腰筋が厄介なところは、腹部の奥深くに存在する、ハムストリングやふくらはぎよりずっと大きな筋肉だということです。

そんな非常に大きな筋肉が痙攣するのですからハムストリングやふくらはぎで起こる痙攣より、より強く激しい痛みを感じます。

また、大腰筋は、意識して使うことができないインナーマッスルです。さらに、腹部の奥にある筋肉なので、自分で触れて血流を良くすることがとても難しいのです。

ギックリ腰は、患者さんが腰部に痛みを覚えるため、腰部だけを診察したり、または施術したりする整形外科や接骨院、整体院が9割以上です。

しかし、しつこくお伝えしている通り、ギックリ腰は腹部にある大腰筋の痙攣です。

この大腰筋は、背中側からでは背筋という大きな筋肉に阻まれて、直接アプローチすることができません。大腰筋に直接アプローチするには、腹部からしかありません。

残念ながら、このことを分かっていない整形外科、接骨院、整体院が多いのです。これでは、いくら通ってもなかなか治らないのは当然です。

後述しますが、私の院では、ギックリ腰は大腰筋に直接「手当て療法」を行い、血流を回復し、改善に向かわせる施術を行っております。

1回の施術でも、大腰筋に血流が戻るため、来院時には誰かに支えられないと歩けなかった患者さんが、施術後に普通に歩いてお帰りになられることは日常茶飯事です。

何も特別なことや、難しいことをするわけではありません。いたってシンプルで簡単な施術を行い、大腰筋に血流を回復させるだけで、治癒に向かっていくのです。

「手当て療法」とは？

「手当て」という言葉は、今もなお「治療を施す」という意味を持つ言葉として使われております。

文字通り手を当てることにより、硬直した筋肉に直接アプローチし、弛緩させて治癒に導くことなのですが、私の知る限り、本当の手当てを行える人は、ほとんどいないに等しいと思います。

私自身、数々の怪我をして、ありとあらゆる治療院に行きましたが、本当の手当てをしてくださったのは、師匠の鶴田昇《つるたのぼる》先生と、私の2度の複雑骨折を、手技によって呆気なく治してくださった、ほねつぎ平田道場の故平田先生、そしてコンパートメント症候群を治してくださった、故小暮ドクターの3人のみでした。

「手当て」によって、あらゆる腰痛（椎間板ヘルニア、脊柱管狭窄症、すべり症、坐骨神経痛症）、変形性股関節症、変形性膝関節症など、身体のほぼ全ての痛みが解消します。

そもそも身体の痛みは、激しく硬直した筋肉からきているので、硬直した筋肉が弛緩すれば痛みもなくなり、血液は循環し、免疫力が働くようになるのです。

この「手当て」の歴史を調べてみたところ、大変興味深いことがわかりました。古い時代の有名な「手当て療法」としては、イエス・キリストによる〝奇跡治療〟を挙げることができます。

聖書には、イエスが患者の身体に触れることで病気が癒されたという記述がしばしば登場しますが、これはイエスが「手当て療法」を行っていたことを示しています。

また、中世ヨーロッパ（特に英国とフランス）で８００年間にわたって行われてきた国王による〝ロイヤル・タッチ〟も、この手当て療法の代表格といえます。

これまで数多くの患者様に手当てを施してきてわかったことは、「手を当てることによって、血流が回復する」ということです。

手から放たれるエネルギーにより、血流を失った筋肉に血流を回復させることができるため、症状が改善されるのです。

とてもシンプルですが、この手から放たれるエネルギーに大きな個体差があり、歴史的に見ると、極めて強いエネルギーを持つ人が、治療を施してきたのだと思います。

【症例②】
激痛で横になるのもやっとだったが、30分後には普通に歩いて帰られた
Bさん／30代・男性

趣味のウェイトリフティングで、バーベルを床から持ち上げた瞬間、腰に激痛が走り、ギックリ腰を発症した、とのことでご来院されました。

まず整形外科を受診されたらしいのですが、痛み止めの注射をされても、鎮痛剤と湿布を使用しても、全く痛みが引かず、相談した友人に私の院を紹介されたとのこと。

来院された時は、ヨロヨロしながらなんとか歩いている状態で、激痛から施術ベッドに横になるのもやっとでした。

Bさんには、ギックリ腰は大腰筋の痙攣なので、大腰筋に血流を回復させせれば、すぐ簡単に良くなることをお話ししながら、左右の大腰筋と腸骨筋に徹底的に手当て療法を行いました。

最初は手を当てたとき、「う〜〜ッ」と痛みを訴えていたBさんの唸りが、血流が回復するにつれて「ふぅ〜〜」という吐息に変わり、痛みが次第に軽くなっていくのが分かりました。

そして30分ほど手当てした後は、痛みがなくなったようで、すんなりと立ち上がれるほどになり、普通に歩いてお帰りになられました。

これらは、私の院では日常的に起こる光景です。

痙攣がなくなるのに、何週間も必要ありません。

太ももの裏やふくらはぎの痙攣と同じように、筋肉に血流が戻れば、何事もなかったように回復するのです。

Bさんも例外ではなく、ギックリ腰の治療は１回の施術で終わりました。

【症例③】

椎間板ヘルニアと脊柱管狭窄症の手術を受けたが腰痛が改善せず、リハビリを続けていた方が、1ヶ月半ほどで痛みがなくなった

Cさん／60代・女性

60代の女性が、腰痛でご来院されました。

20年前に、椎間板ヘルニアと診断されて手術を受けたのですが、その後も腰痛は改善せず、6年前に脊柱管狭窄症と診断されて再度手術。

しかし、改善しないままリハビリを受け続けているとのこと。

手術を受けても腰痛が改善されないどころか、むしろ痛みとしびれが足先にまで強く出るようになり、両膝も痛く、歩くこともままならない状態でした。

仰向けに寝ていただいて、腸腰筋《ちょうようきん》に私が手を当てただけで、

「あイタタたたた〜」

と、呻《うめ》くくらい痛がります。

しかし、しばらくすると呻き声がため息に変わり、痛みが抜けていきました。

およそ1ヶ月半ほどで、首から足先まであった症状はなくなりました。

腰痛の原因は、ヘルニアが出っぱっているからでも、脊柱管が狭窄しているからでもないのです。

ですから、その診断結果に基づいた手術をしても治りません。

治すべき箇所は骨以外にあり、それが改善されれば痛みもなくなるのです。

【症例④】バレーボールの試合で痛めた指の脱臼とヘルニアが一度の治療で改善

Dさん／20代・女性

あるとき、近所の居酒屋でアルバイトをしていた女の子から、SOSの連絡が入りました。

彼女が所属するバレーボールチームのエースアタッカーが、数週間前の試合で指を2本痛めてしまい、いくつか病院や接骨院に行ったが改善しないとのことでした。
「今週末には大事な大会があり、そのエースがいないと勝てないので、なんとかしていただけないでしょうか?」
と言われ、その日の夜に来ていただくことになりました。

確認すると、右手の中指と薬指の第2関節が亜脱臼していたので、矯正し元に戻して、痛みと可動域を改善しました。
ついでに、椎間板ヘルニアで腰痛もあるとのことでしたので、腸腰筋を手当てして腰痛も改善しました。

その週の日曜日、紹介してくれた女の子から
「彼女の活躍で、見事大会で優勝できました!」
と連絡がありました。

このようなご報告は、治療家として本当に嬉しい限りです。

私自身が現役時代、数え切れないほどの怪我に泣かされ、辛く苦しい思いをしてきました。そして、その都度治療して復帰してきた経験が、今に活きていると、改めて痛感します。

【症例⑤】
ほぼ寝た切りの状態から、週に一度の施術で、毎日散歩ができる元気な体に
Eさん／70代・男性

娘さんから紹介されて来院されたEさん。

お正月に実家に帰った娘さんが、ほぼ寝たきりになってしまったEさんを見て、「すぐに行くように」と、紹介されたそうです。

タクシーでお見えになり、奥様に抱えられて入っていらっしゃいました。

事情をうかがうと、５年ほど前に腰痛を発症し、近所の整形外科で診察を受けた際、医師から、

「とにかく動いてはいけない。運動など以《もっ》ての外《ほか》。風呂には絶対に入ってはいけない。薬を飲んで、湿布を貼り、安静にしていなさい」

と言われたとのこと。

そして、医者の言いつけを5年間も素直に守った結果、身体が動かなくなってしまったとのことでした。

真面目な方ほど医師の言いつけを守るので、悪化させてしまうケースが非常に多く見られます。

治そうと一生懸命毎日行っていることが、治癒とは真逆なことをしているのですから、とても残念でなりません。

治したい場合は、とにかく身体を温めて、できるだけ日光を浴び、身体を動かすこと。そして、全身の血流を良くし、治すべき箇所に血流を集めることで、自然治癒していくことをEさんに説明しました。

すると、側にいらした奥様が、

「医師からは動くなと言われていましたので、私が散歩に行くときに『一緒に』と誘いたかったけれど、できないでいました。でも動かなければどんどん衰えてしまいますでしょう。だから、おかしいなと思っていたんです。正月には、私に『今年は介護をよろしくお願いします』なんて言ったんですよ」

とおっしゃっていました。

Ｅさんも納得された上で、薬を全て止めていただき、奥様と一緒に毎日散歩をし、ゆっくりお風呂に入ることを実践していただきました。

腰痛の施術には、１週間に一度来院していただき、１ヶ月ほどで改善しました。

そして、その後は、１日１時間半ほど奥様と一緒に散歩をし、元気な毎日を過ごしていらっしゃるとのことです。

【症例⑥】立つことも歩くこともままならない状態から、2ヶ月で日常生活に支障がないほど回復。お孫さんと楽しいお正月を過ごせたFさん／70代・女性

ある日、鶴田先生の本を読まれたという重症のFさんが、来院されました。立つことも歩くこともままならない状態で、ご主人に抱えられて、タクシーでいらっしゃいました。

電車には乗れないため、自宅のある埼玉からタクシー代が1万5千円くらいかかったとのこと。それでは毎回往復で3万円かかってしまうので、私が週に1度、朝一番に車で伺うことにしました（※現在、出張は寝たきりの方のみ要相談）。

出張治療の初日、通されたFさんのリビングで、私はあるものに目が止まりました。それは、ところ狭しと飾られているたくさんのお孫さんの写真です。

「これは治療に使える！」と思った私は、最後にお孫さんと会ったのは、い

つだったか尋ねました。

Ｆさんは

「半年前です。その後はほぼ寝たきりになってしまったので、会うことを拒んでいます」とおっしゃられ、そして、

「このままでは、２ヶ月後のお正月も会えないと思います」

と、諦めていらっしゃいました。

そこで私は、

「それまでには必ず回復できますので、お正月にお子様とお孫さんを呼んでください。それを実現するために、２人で頑張りましょう」

と申し上げ、お正月にはお孫さんと会っていただく約束をしたのです。

私はこれまで多くの患者様の治療を通して、人間の心の持ち方の重大さ、明確な目標の偉大さをこの目で見てきました。

それが存分に発揮されて、さらに、治すべき場所に正しく治療が施されたとき、どんなに重症の方でも、２ヶ月後には日常生活に復帰なさっています。

Fさんは67歳と寝たきりになるにはまだまだお若い年齢です。

再び元気になって生き生きと過ごしていただきたいと思い、治すことを半ば諦めてたFさんを励ましながら、毎週通いました。

また、治療の他にご自身にやっていただいたのは、次の3つです。
1．1日何回でも、お風呂に入って身体を温めること
2．痛くても、辛くても、できるだけ日光を浴びて、毎日運動（散歩）をすること
3．気がついたら爪の生え際（井穴《せいけつ》）を揉むこと
そうしたところ、最初は10分も歩けなかったのが、12月の初めには30分、終わり頃には1時間も歩けるようになっていました。

そして、日常生活にほとんど支障がなくなり、お正月には約束通り、お孫さんとお会いできたそうです。

またしても、患者様の持つ偉大な治癒力に感動いたしました。

「偏頭痛」は、心臓から頭部の間に存在する血流障害を回復して改善

偏頭痛は、頭（脳）で起きる軽い不具合です。

ここでいう不具合とは、とどのつまり血流障害のことです。

血流障害が長く続いて、痛みという形で自覚します。

細胞に不可欠な栄養や酸素を運ぶ血液が滞るのですから、不具合が生じて当然です。

また血液の中には、自然治癒力の源であるリンパ球の免疫細胞も含まれています。

偏頭痛という不具合を治すには、この免疫細胞が存在する血液を頭部に集め、十分に行き届くようにし、自己治癒力が働けるようにすれば自然と改善していくのです。

そしてさらに、注目したいのが自律神経です。

昨今、人間の自然治癒力は、自律神経の１つである副交感神経が働いている時に発揮できることが分かりました。

自然治癒力を司る血液中の免疫細胞を働かせるためには、自律神経の副交感神経が優位に働いていることが、治癒のポイントです。


私の院では、爪の生え際にある「井穴《せいけつ》」という自律神経と連動する経絡を刺激して、副交感神経を意図的に優位に働かせてから施術を行います。

そして、頭→首→鎖骨回りへと経絡を通していき、血流改善を図るのです。

この療法を「自律神経免

井穴（せいけつ）

爪の両端、生え際から 2mm ほど下の部分。

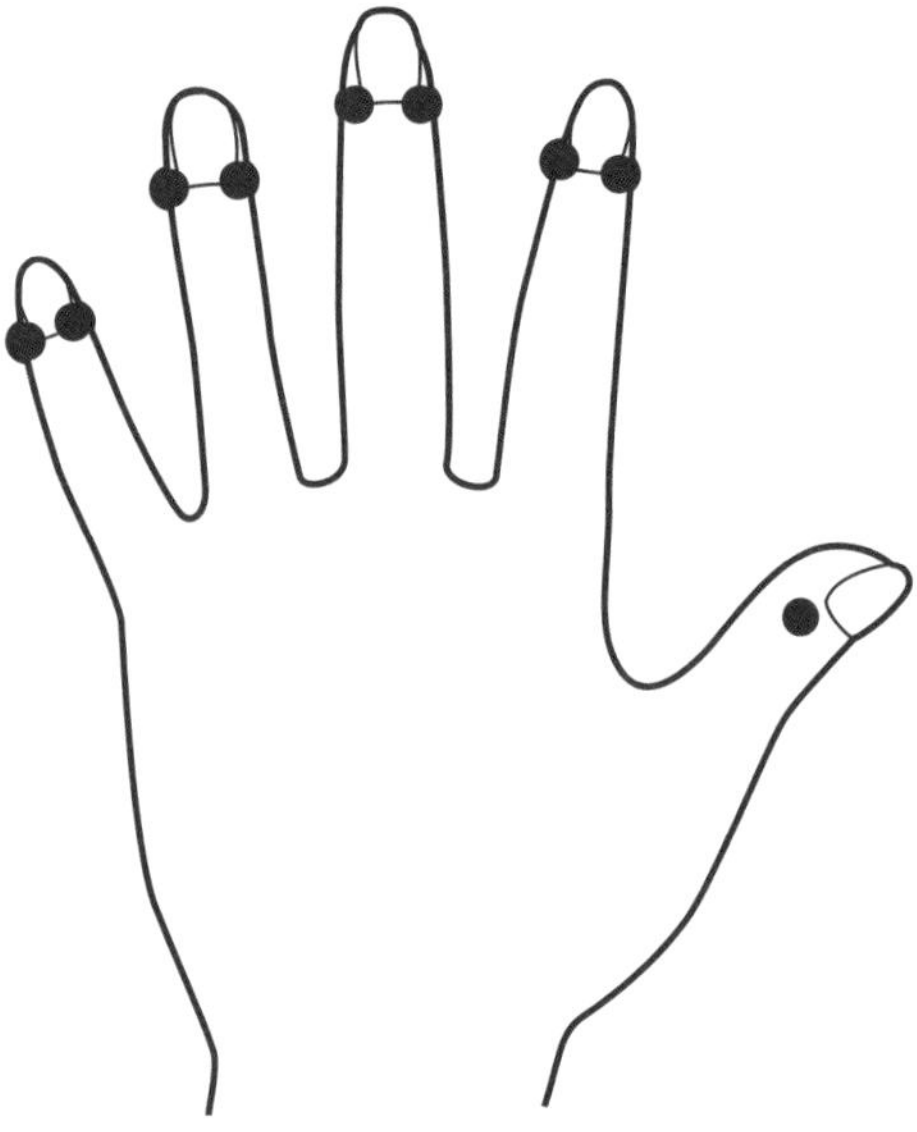

疫療法」といいます。

免疫学の第一人者である故安保徹先生と故福田稔先生、２人の医師の共同研究により開発されました。

自律神経と免疫細胞の連動性を科学的に解明した「安保・福田理論」に基づいて行われる療法です。

自律神経免疫療法を行った後は、心臓から頭部までの間にある血流障害の原因を見つけます。

血流障害の原因である筋肉の硬直は、肩甲骨を剥《は》がしたり、首への手当てを行い、硬直を解《ほぐ》して、頭部へ血液が流れるように促します。

これらの療法で、偏頭痛の患者さんの大半は、１回の施術で呆気なく改善しています。

私の院に、これまで数え切れないほどの偏頭痛の患者さんがいらっしゃいましたが、例外はありません。

頭の不具合は、様々な深刻な疾病に繋がります。

その前にぜひ解消していただきたいものです。

【症例⑦】
20代から病院に通うほど悩んでいた偏頭痛が、1回の施術で解消
Gさん／50代・女性

Gさんは、当院に通われていた職場の同僚からのご紹介で、来院されました。

20代の頃から偏頭痛に悩んでおり、長年、病院に通ってきたものの、頭痛薬を処方されるのみで、症状は全く改善しないままでした。

頭痛外来にも行ったらしいのですが、結局原因が分からず、他の病院と同じ痛み止めが処方されるだけだったとのこと。

毎日のように頭痛が発症し、月に3日ほどは激しい痛みで仕事にも行けず、寝込まなければならないほどで、大変困っておられました。

また、重度の冷え性で、特に膝から下はお風呂で温めても、出るとすぐに冷

たくなるといいます。

そのため、夏でも、常に長めの靴下を2枚重ねて履いていらっしゃいました。

施術を始めると、案の定、全身の筋肉が硬直しており、すぐに血流が悪いことが分かりました。

まずは、井穴を刺激し、副交感神経を優位に働かせた上で、自律神経免疫療法を施し、全身の経絡を通して血流の改善を図ります。

血流が改善されると、同時に体温が上がり、冷えていた膝下にも血液が流れ始めたのが分かりました。

また、頭部にも血流が行くように、血流障害の原因を確認し、肩甲骨を剥がして、首から肩にかけての筋肉を緩めると、顔が赤みを帯びて来ました。

そして、つむじから頭部の経絡を通して鬱血《うっけつ》を解消し、終了しました。

施術後、Gさんに頭痛の有無を確認すると、何10年ぶりか分からないほど久しぶりに、頭がスッキリとして、痛みも全くなくなったとおっしゃいました。

1回の施術だけでいとも簡単に偏頭痛が解消したのです。

その後、Gさんのご紹介で、同じ職場の偏頭痛持ちの方々が大勢いらっしゃいました。

同じ職場だけで、こんなに多くの偏頭痛持ちの方々がいらっしゃるものなのかと、驚くばかりです。

今では、その職場で体調を崩された方は、私の院へ送り込まれるようになりました（笑）。

Column

生活の中でできる簡単トレーニング（予防法）

膝痛対策には和式トイレ・トレーニング

一般の病院では、多くの膝痛の患者様で溢《あふ》れかえっています。

当院にも、ご多分にもれず膝痛の患者様が大勢いらっしゃいます。

膝の専門医によると、膝痛の多くの原因は、膝の軟骨がすり減っているためだそうです。

テレビやラジオのCMでも、健康食品会社が盛んに「軟骨がすり減っているから膝が痛くなるのだ。膝痛を和らげるグルコサミンやコラーゲンなどを飲みなさい」と、サプリメントを必死にアピールしています。

果たして、本当に軟骨がすり減るせいで、膝が痛いのでしょうか？

捻挫、腰痛同様、答えはＮＯです。

前章でも何度もお伝えしている通り、そもそも骨格には知覚神経がないので、すり減ろうが、穴を開けてしまおうが、ネジを押し込もうが、何も感じません。

私の首の骨には、ラグビーで負った大怪我のオペで、２本の非常に太いボルトが刺さったままになっております。しかし、痛くも痒くもありません。

サプリメントで人気のグルコサミンは、甲殻類の殻が原料です。

それが口から身体の中に入った後、膝だけに集中して、すり減った軟骨を再生してくれるものでしょうか？

あまりにもナンセンスなお話に、呆れてモノも言えません（笑）。

しかも、膝痛の人が痛がっているのは、筋肉であって、骨ではないのです。

膝痛を持つみなさんが、口々におっしゃるのは、

「正座ができない」

「しゃがめない」

ということです。


なぜ正座やしゃがむことができないのでしょうか？


膝を曲げる際、伸びる筋肉は、「大腿四頭筋《だいたいしとうきん》」という、太ももの前の筋肉です。

この筋肉が固まって伸びないと、膝が曲がらなくなります。

曲げようとすると、固まった筋肉が無理矢理伸ばされるので、膝が痛いと感じ、しゃがめなくなるのです。


では、一体なぜ、膝が曲がらなくなったのでしょうか？

答えは簡単で、曲げないで過ごす生活が長くなると、曲がらなくなるのです。

昔は、今ほど膝を痛がる人はいませんでした。

それは、なぜでしょうか？

毎日膝を曲げる生活をしていたからです。

昔は、どのようにして、毎日膝を曲げていたのでしょうか？

答えは、そう、トイレです。

和式便所しかなかった時代、毎日しゃがんで用を足していましたよね？

女性なら、1日に何度もしゃがんで用を足さなくてはなりません。

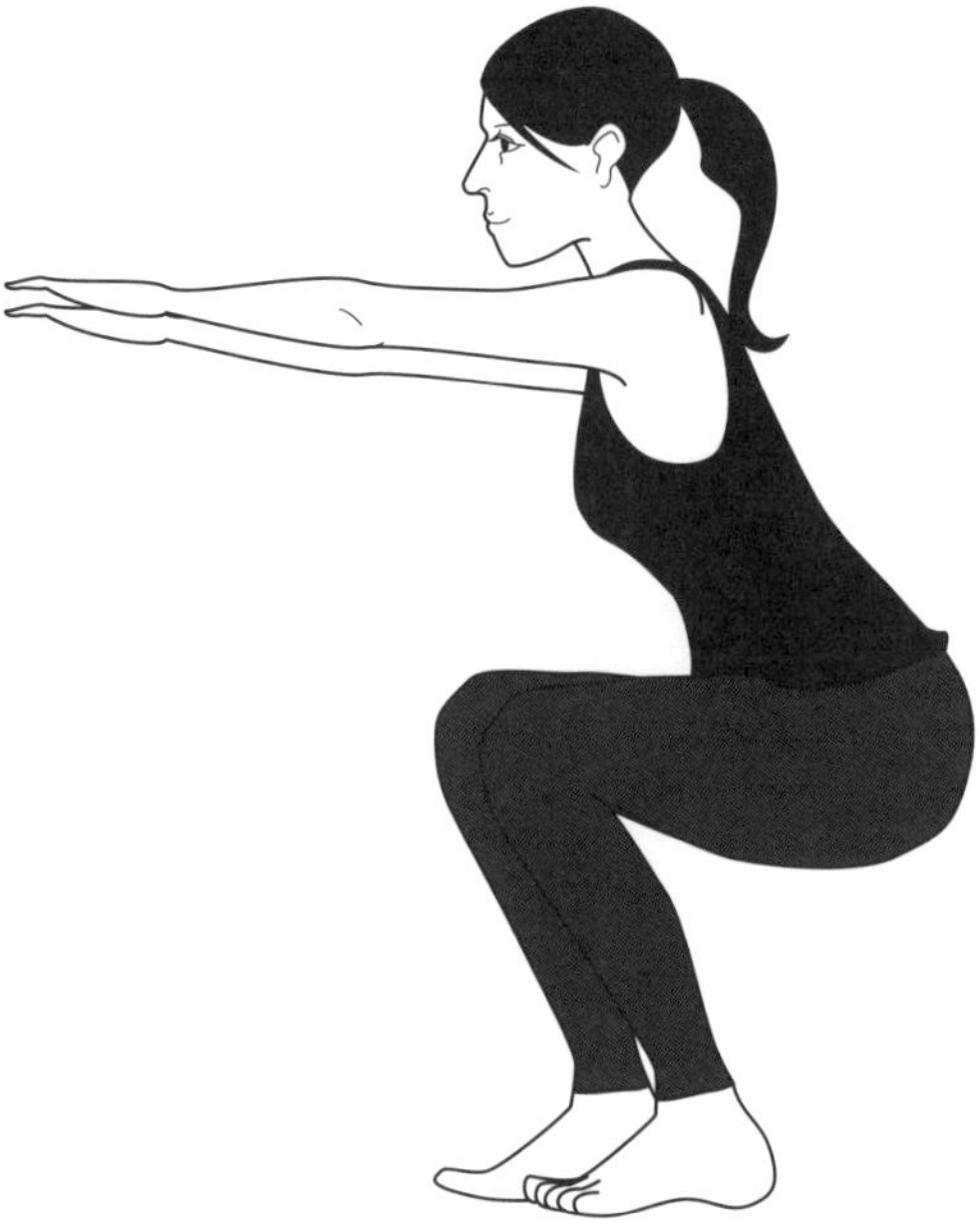

毎日何回も膝を曲げてしゃがんでは、全体重を太ももの前の筋肉で支え、そして踏ん張りながら立ち上がる、という動作のおかげで筋肉が衰えず、固まらなかったのです。

今の時代は、正座なんてしませんし、トイレも洋式なので、しゃがむことがありません。

何年もしゃがむ動作をしないから、できなくなるのです。

膝を曲げない生活では、その動作によって伸びる筋肉を伸ばす機会がなくなります。

その結果、筋肉が固まって、膝を曲げようとすると痛むのです。

膝が痛い人は、太ももを強く刺激してみると、やたら痛いことに気づくと思います。

そこを痛みのない状態にすれば、その筋肉を使う動作も、痛みなくできるようになるのです。

リハビリのお話

リハビリとは、故障期間中に失われた筋力と筋肉の可動域を取り戻し、故障前の状態に戻すことをいいます。

故障期間中は、動かせないように固定され、動作を制限されるため、その期間が長ければ長いほど、筋力は低下し可動域は減少します。

失われた筋力を取り戻すためには、正しいトレーニングが必要ですし、可動域の限界を元の域まで拡げるためには、正しいストレッチングが必要となります。

楽して筋力は戻りません。

リハビリで最も重要なのは、可動域の限界を戻すことです。

何故なら、筋肉の可動域が狭くなると、動作は小さくなり、本来ならできるはずのことができなくなります。

しかも筋肉は、可動域の限界まで伸ばすと痛みを覚えます。

前屈をイメージしていただければお分かりのように、屈《かが》める限界以上に身体を曲げると痛いですよね。

ほとんどの方が、その痛みが故障によるものと勘違いして、筋肉を可動域の限界まで伸ばすことを避けてしまいます。

けれども、この痛みを避けてしまうと、いつまで経っても限界域は拡がりません。

狭い範囲でしか動かさずに、可動域を限界以上に拡げようとすると痛みを感じるため、治っていないと思ってしまうのです。

どこの整形外科にも、たいていリハビリテーション科がありますが、ほとんどが十分なことをしていません。

患部に電気を当てたり、低周波や超音波などの治療器を当てたり、ちょっとマッサージ的なことをしておしまいです。

これではリハビリになりません。

いつまでも可動域は拡がらず、痛みもなくならないので、延々とリハビリに通う方は非常に多いものです。

どこの整形外科でも、リハビリに通う高齢者で溢れ返っています。

きちんとしたリハビリを行えば、故障前の正常な状態に、早く戻れます。

ただし、痛いストレッチングも、辛いトレーニングも、他の誰かが代わってやってくれるものではなく、自分が自分のためにやるものです。

そのため、正しいストレッチングと、正しいトレーニングの指導と、正しいアドバイスが重要になります。


では、正しいストレッチング、正しいトレーニングとはなんでしょうか？


まず、正しいストレッチングとは、関節の可動域を広げるために、筋肉の伸縮性を取り戻すストレッチのことです。

これは、毎日行うことで、筋肉の可動域が広がります。

ポイントは、「息を吐きながら伸ばす」こと。

そして、「痛いと感じるところまで伸ばす」ことです。

目的は動かせる範囲を拡げることですから、痛いと感じる手前でやめてしまっては、全く効果が上がりません。


やるべきストレッチは、どの身体の部位においても、

「できなくなった動作を行う」

ことです。

膝が曲がらなくなってしまった人は、膝を曲げる。

股関節が動かなくなった人は、股関節を前後左右に曲げる。

腰でしたら、前屈、後屈、左右の捻転です。


何も難しいことを行う必要はありません。

慢性的な痛みでも、怪我の後のリハビリでも、可動域を拡げるために、痛いと感じる動作を積極的に行うことで、可動域が正常へと近づき、やがて痛みもなくなっていくのです。

次に、正しいトレーニングとは、筋肉痛を伴う筋トレのことです。

筋肉を増やしたい部位のトレーニングを3日おきに行います。

毎日やってはいけません。

トレーニングをすると、筋繊維が破壊されます。

この痛みが「筋肉痛」です。

破壊された筋繊維は約2日で修復します。

これを「超回復」と言います。

修復した筋繊維は太くなり、3日目には、筋肉が太く大きくなります。

これを「筋肥大」と言います。

「超回復」と「筋肥大」を繰り返し行うことで、失った筋肉を再び取り戻すことができるのです。

このプロセスに従い、3日毎の筋トレを行います。

私自身、両膝と左足首の靭帯断裂、20ヶ所近い骨折、そして最後に首の脱臼骨折と、度重なる大怪我を体験しました。

そしてその後は、一刻も早く元の状態に戻したい一心で、自分でリハビリをしました。

毎日痛さで泣きながらやったものです（笑）。

リハビリの痛さと辛さは、自分の身体で知り尽くしています。

そこまでしなくても良いとしても、正しくリハビリを行えば、早期に故障前の状態に戻ることが可能なのです。

メンテナンスのお話

階段から落ちたり、自転車で転んだり、スポーツなどで無理をしたりして負った怪我の痛みを、

「急性痛」

原因が思い当たらないのに、ある日突然痛みを感じる、疲労の積み重ねによって起こる痛みを、

「慢性痛」

といいます。

どちらであっても、治癒後は再発防止のためのメンテナンスがとても重要です。

特に慢性痛の場合、痛めた箇所がインナーマッスルであることが多いので、筋肉の使いすぎや疲労の蓄積になかなか気づくことができません。

しかし、治癒後の定期的なメンテナンスで、再発を防ぐことができます。

そのため、当院を卒業された患者様には、毎日のセルフケアをアドバイスしております。


私たちの身体はパーツの交換ができず、一生そのまま使い続けなければなりません。

ですから、しっかりと手入れをしないと、年数の経過に伴ってどうしても疲労してしまいます。

これに気づくことができる部位は、意識してメンテナンスできますが、気づくことのできないインナーマッスルは、気づいた時には痛んでしまっていて、「あっ、いけない」となりがちです。

せっかく治ったのですから、もう辛い思いはしたくはないですよね。

トレーニングには、やり過ぎ（オーバーワーク）がありますが、ケアにはやり過ぎることがありません。

毎日思う存分、ご自身の筋肉をケアしてあげてください。

筋肉の疲労を取るには、マッサージなどのケアと、ストレッチングが効果的です。

当院でも、痛めた箇所のストレッチングを指導し、患者様のご自宅でも取り入れていただいております。

しかし、疲労して縮み、固まった筋肉は、ストレッチングでは伸ばすことができません。

ストレッチングの前に、マッサージなどのケアを行い、筋肉を緩めることが必要になります。

当院では、ご自分では充分なケアができない患者様には「きのした式指圧棒」をお勧めしております。

この指圧棒は、私自身が自分の筋肉をケアするために考案しました。

自分の手の届かない肩甲骨周りや背中・腰を、どうにか自分でケアできる道具はないかと思ったのがきっかけです。

ゴルフボールやテニスボールなどをケアに利用してみましたが、ボールだと接点が広いため、コリの芯まで届かず、思うようなケアができません。

自分が求める形の道具を探しに探しましたが見つからず、

「見つからないなら作ってしまえ」

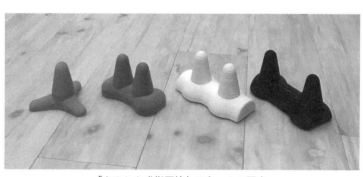

「きのした式指圧棒」はネットで販売

となって誕生しました。

この指圧棒の使い方は、上に寝るだけです。

自重をかけるだけで、円錐型の指圧棒が筋肉をほぐしながら奥へ奥へとめり込んで行き、コリの芯に届いてほぐすというもの。

当院では「治療家いらず」と、患者様から大変ご好評をいただいております。

もちろん、この「きのした式指圧棒」以外でも、ご自分にあったケアの道具がございましたら、そちらで結構です。

ケアを行ってからストレッチングすることで、かなり再発を防ぐことができます。

案外、やっているようでやっていない、毎日のケアとストレッチング。

いつまでも若々しく、活力ある毎日を過ごすためにも、この2つを習慣づけましょう。

おわりに

私は、幼少期から、大手術を受けることになる39歳まで、数え切れないほどの怪我に悩まされてきました。

自分が覚えている限りで一番古い怪我は、幼稚園の年長の時までさかのぼります。

家の階段から落ちて、右手首を亀裂骨折。

近所の総合病院の整形外科を受診し、ギプスで固定され、全治に3ヶ月かかりました。

そしてこの怪我が完治して間もなく、2度目の骨折を体験します。

近所の自動販売機の上に登って遊んでいて落ちて、右手の腓骨と尺骨を同時に解放骨折してしまったのです。

その時の骨折は、右前腕部がグニャリと折れ曲がるほどひどいもので、前回と同じ総合病院に伺ったところ、「ウチでは治せない」と帰されてしまいました。困っていたところ、町内会から紹介されたのが、「骨接ぎ」の先生です。病院では治せないといわれた骨折を、神業のようにいとも簡単に矯正し、あっけなく治してくださったのです。

これが、平田先生という「骨接ぎの名人」との運命的な出会いになります。

中学生になった私は、野球部で投手をしておりました。

3年生の夏、投球練習をしていたところ、球を投げた際に右腕の肘が脱臼。脱臼した右腕上腕部を左膝に強打し、真っ二つに骨折するという大怪我に見舞われます。

脱臼して折れた右腕を抱えながら、今度は迷わず骨接ぎ名人の平田先生を訪ねました。

先生は、右肘の脱臼をあっという間にはめ、折れてあさっての方向に曲がっている上腕部を、今回もいとも簡単に矯正してくださいました。

おかげで私は、1ヶ月後には野球ができるようになっていました。

高校に入ってから、ラグビーを始めました。

ラグビーでは、何度も肩の脱臼を体験しました。

その度に、平田先生のところに伺いお世話になるうちに、気がつけば脱臼して外れた肩を自分ではめられるようになっていました。

以来、自分の脱臼はもとより、練習や試合で脱臼した友人からもお願いされるようになっていきました。


そして、高校2年の夏、練習中に左膝下に強烈なタックルを受けたことがきっかけで、膝から足首にかけて「前脛骨《ぜんけいこつ》コンパートメント症候群」が発症したのです。

スポーツ選手の10万人に1人しか発症しない、といわれている奇病です。

秋には、高校ラグビー全国大会の予選が控えている時期でした。

どうしても予選に出場したかった私は、当時プロ野球球団・大洋ホエールズのチームドクターをなさっていた名医・小暮ドクターを紹介されます。

私はドクターに、手術では術後の回復に時間を要し、予選に間に合わないため、手術はどうしても受けたくないことを訴えました。

しかし、小暮ドクターをしても、「手術しか臨床例がない」と言われてしまいました。

落ち込んでいたところドクターは、

「では、一緒に自然療法による成功例を作ってみるかい？」と言ってくださったのです。

私は迷わず、ドクターから提案された自然療法を受けることにしました。

苦しく痛く大変な思いもしましたが、本当に手術はせずに、自然療法だけで治していただき、私は晴れて全国大会予選に出場することができたのです。

それ以来、細かい怪我をしては小暮ドクターのクリニックに行って、診断だけ受けていました。

というのも、奇病と闘ったおかげで、私は、自分の治癒力で治す自然療法を学んでいたのです。

ドクターには診断していただくだけで、「自分でリハビリして治す」、ということを繰り返していました。

そんな私を診ていた小暮ドクターから、いつの間にかつけられたあだ名が、しっぽを切っても再生する「トカゲ」です。

その後、靭帯損傷や肉離れなどを何度も繰り返しながら、大学のクラブチームや社会人チームでラグビーを続けていました。


27歳の時に、今度は歩くのもままならないほどの強烈な腰痛を発症します。なかなか治らず「ここは良い」と聞けば、遠方でも、ジャンルは問わず、ありとあらゆる治療院へ行って診察や施術を受けましたが、一向に良くなりませんでした。

このまま治らないのではないかと不安を感じ始めた頃です。

偶然、整体院「健友館」と出会います。

健友館は、なかなか治らなかった私の腰痛を、数回の施術だけで治してくれたのでした。

この技術に感銘を受けた私は、弟子入りして健友館の整体術を学び、資格を取りました。
そして、自分のラグビーチームの選手兼チームトレーナーとなり、多くの選手を助けることになります。

そして、39歳の時に事件が起きます。

試合中に、首の5番・6番頸椎を脱臼し骨折するという、生死に関わる大怪我を負ってしまうのです。

この時のことは、今でも克明に覚えています。

獨協《どっきょう》医科大学越谷病院に運ばれ、全ての検査を終えた後、主治医の片桐先生が、

「ここには多くの方が運ばれて来るけれど、こんな風に首が折れ、脱臼しているにもかかわらず、生きている人を初めて見ました。

しかも神経に何の損傷もなく、全身麻痺することもなく、五体満足な状態でいるというのは、現代医学では説明のしようがない。

あなたは何かに生かされたのだろうから、残りの人生、生かしてくれた何か

に感謝しながら生きてくださいね」

とおっしゃられました。


片桐先生の言葉を深く受け止めた私は、3日後に決まったオペまでの間、激痛で一睡もできない中、養生のベッドで、

「なぜ、これだけの事故に遭ったにもかかわらず、生かされたのだろうか？」

「しかも、ただ生かされただけでなく、麻痺することもなく、五体満足な身体であるのは、なぜだろうか？」

「これを通じて、私に何かを伝えているのではないだろうか？」

「私にはやるべき使命があり、それを未だ成し遂げていないのではないだろうか？」

とずっと考えていました。そして、

「私がこれまで生きてきた中に、きっと答えのヒントがあるに違いない」と。

自分のこれまでの人生を振り返ってみると、私は物心ついた頃から野球やラ

グビーなどスポーツをする傍《かたわ》ら、尋常ではない、数え切れないほどの怪我をしてきた人生だったことに気がつきました。

「スポーツと怪我の人生」だったと。

怪我を治すために色々なところへ行き、治せないダメな治療法も、治せる優れた治療法も受け、どうしたら治るのか、自分の身体で実体験してきました。

それらの数々の怪我と治療のおかげで、どのようにして怪我が治るのか、身体で学んでいたのです。

「これだ！」と思い、そこから治療家の道を歩むという使命に気づきました。

現在は、タックルのない「タグラグビー」というスポーツを続けておりますが、不思議なことに整体院を開業して以来、一度も大きな怪我をしておりません。

また、開業にあたり、「人を治す仕事を始めるのならこの人に学びなさい」と、まるで導かれるかのように「つるた式手当療法」の鶴田昇先生、「自律神経免疫療法」の故安保徹先生と故福田稔先生に出会い、現在に至ります。

開業してから7年。３５００人以上の方を施術して参りました。

これからも私の持ちうる技術で、苦しんでいる方を、１人でも多く治癒に導く手助けをさせていただければと思っております。

そのためにも、私はより技術を磨き、より高い施術を提供し、さらなる進化をし続けると確信しております。

最後に、これまでの私の治療家人生に、大きな影響を与えていただいた、先生方並びに患者様方に深く感謝を申し上げます。

きのした自然療法院（旧ねりま健友館）院長　木下智裕

治《なお》せない医学《いがく》はもう要《い》らない！日本《にほん》の伝統医術《でんとういじゅつ》で、偏頭痛《へんずつう》・ギックリ腰《ごし》・捻挫《ねんざ》の改善《かいぜん》はこんなに簡単《かんたん》！

木下《きのした》 智裕《ともひろ》

明窓出版

令和元年十二月二十日　初刷発行

発行者——麻生 真澄
発行所——明窓出版株式会社
〒一六四—〇〇一二
東京都中野区本町六—二七—一三
電話　(〇三) 三三八〇—八三〇三
FAX (〇三) 三三八〇—六四二四
振替　〇〇一六〇—一—一九二七六六

印刷所——中央精版印刷株式会社

落丁・乱丁はお取り替えいたします。

定価はカバーに表示してあります。

2019 © Tomohiro Kinoshita Printed in Japan

ISBN978-4-89634-409-7

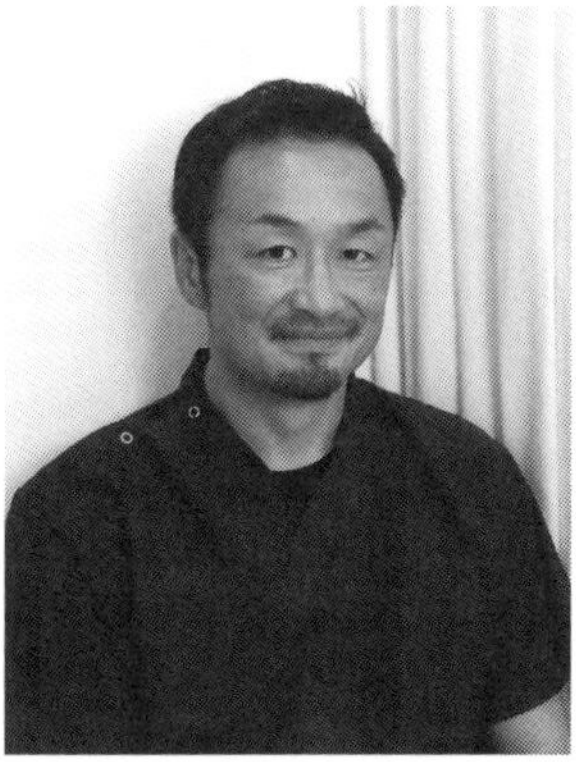

木下 智裕（きのした ともひろ）

きのした自然療法院院長

1970 年東京都練馬区出身。

幼少期から中学までは野球少年で、ピッチャーを担当。

都立杉並高等学校よりラグビーを始め、中央大学ラグビーチーム・くるみクラブ、自身が設立した社会人チーム・若杉クラブと、大怪我を負うまでの約 23 年間に渡りラグビーをプレイする。

ポジションは、フランカー。

スポーツをする傍ら幼少時代から怪我の絶えない人生で、怪我の経歴は、骨折 20 数回、脱臼 10 数回、靭帯の断裂 3 ヶ所、肉離れ・脱臼・捻挫・突き指は数知れず。高校時代には、奇病とされる「前脛骨コンパートメント症候群」を発症。そして、39 歳の時に、ラグビーのプレイ中、首の「5 番 6 番頚椎」を脱臼骨折という大怪我にあう。この大怪我から奇跡的に助かったことをきっかけに、それまで勤めていた金融会社を辞め、整体院「ねりま健友館」を開業する。

2018 年、自律神経や免疫力に特化した独自の療法をさらに確立・探求すべく院名を「きのした自然療法院」と改名。遠方から来院される患者様も多く、患者様だけでなくそのご家族やご友人などたくさんの方から支持される。

現在は、タックルのないラグビー「タグラグビー」の選手でもあり、日本代表として W 杯に 2 度出場を果たす。